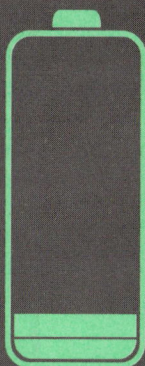

RECARGA TU PILA

VICKY PÉREZ RESTREPO, M. D.

RECARGA TU PILA

CONSEJOS MÉDICOS
PARA COMBATIR
EL CANSANCIO Y
MEJORAR TU VIDA

VERGARA

Penguin
Random House
Grupo Editorial

Título original: *Recarga tu pila*
Primera edición: agosto, 2025

© 2025, Vicky Pérez Restrepo
© 2025, Penguin Random House Grupo Editorial, S. A. S.
Carrera 7.ª n.º 75-51, piso 7, Bogotá, D. C., Colombia
PBX: (57-601) 743-0700

Diseño de cubierta e interiores: Penguin Random House Grupo Editorial / Lorena Calderón Suárez
Ilustración de cubierta: © BiZKettE1/ Freepik

Impreso en Colombia-*Printed in Colombia*

ISBN: 978-628-7640-36-8

Impreso por Editorial Nomos, S.A.

A mi familia, que es mi raíz,
mi refugio y mi guía.

Sonia, Pily, Julián, Alexa,
Patty, Guille y Dani

CONTENIDO

—QUISIERA COMPRAR UN LIBRO SOBRE LA FATIGA Y EL CANSANCIO.

—LO SIENTO,
¡ESTÁN AGOTADOS!

PRESENTACIÓN

¿Sientes con frecuencia un cansancio extremo? ¿Solo te provoca estar en la cama? ¿Te preguntas por qué, si duermes, sientes que nunca es suficiente? ¿O por qué no te alcanza el fin de semana para recuperar energías?

Este libro surge a raíz de la exploración y revisión de historias clínicas acumuladas en más de veinticinco años de trabajo médico. Me pregunté cuál era el síntoma más frecuente de mis pacientes y la palabra que más se asociaba con este, y encontré que la palabra más repetida, que a su vez hacía referencia a un síntoma, era *cansancio*.

Hoy el cansancio es una queja y una vivencia muy común, que se presenta en todas las edades y genera malestar e interferencia en las actividades laborales, sociales, académicas y personales, e incluso, a veces, se corresponde con la sensación clínica de desesperanza y la sensación subjetiva de que no se va a recuperar el bienestar.

En este libro, escrito en términos sencillos, te compartiré veinte situaciones médicas relacionadas con el cansancio. Aunque esto no quiere decir que sean las únicas posibilidades diagnósticas, y que la raíz del cansancio podría estar en otro lugar, sí es una guía para ayudarte a entender este fenómeno de una manera más certera. En mi consulta psiquiátrica he notado que cuando se establece un diagnóstico y se proporciona la información adecuada al paciente, esto no solo lo tranquiliza, sino que se evita la realización de pruebas innecesarias.

No obstante, el hecho de conocer las simples causas de una dolencia no es suficiente para intentar hacer un diagnóstico médico, y, por lo tanto, la sola lectura de este libro no puede reemplazar una consulta médica, ni mucho menos permite establecer un autodiagnóstico que, a largo plazo, puede ser contraproducente.

Por eso, este libro ha sido pensado y diseñado para facilitar el conocimiento de estas patologías. Está escrito teniendo en cuenta dos premisas principales: instruir en lo básico al paciente y a su familia, y abrir un horizonte claro en los profesionales de la salud en formación para que, en un futuro, puedan abordar de manera más integral estas condiciones, que en ocasiones involucran factores que van más allá de lo médico, como el entorno familiar, laboral, etc. En consecuencia, si te sientes identificado con alguna patología o algún síntoma que te genere duda en lo que lees, te resultará de utilidad práctica consultarlo oportunamente con tu médico.

También encontrarás información acerca de cómo puedes prevenir este cansancio o gestionarlo en tu día a día de una manera eficiente, que te permita conectar mejor con tus actividades, tus seres queridos y tu vida, para que tengas la mayor calidad y disfrute posibles.

A veces se piensa que el remedio o la solución para el cansancio es el descanso, pero esto no siempre es cierto. Es necesario identificar los matices clínicos de este cansancio, pues a veces el solo hecho de dormir o estar quietos no tiene el efecto deseado. Comprender el concepto de lo que significa el "descanso pasivo" (dormir, tomar una siesta o relajarse) y reconocer que, en ocasiones, este tipo de reposo no alcanza a ser suficiente para una recuperación óptima y completa, te permitirá conocer el concepto y el valor del "descanso activo" para descubrir cuál es el tipo de descanso que mejor te funciona, según tu situación particular.

INTRODUCCIÓN

Es normal que en ocasiones nos sintamos exageradamente fatigados o agotados sin causa aparente. Pero, si logramos identificar la causa de este cansancio, la solución podría estar a nuestro alcance. Parece fácil, ¿verdad?

En la actualidad, algunas personas sienten formas exageradas de cansancio, de manera continua y permanente, a pesar de dormir bien y tener un descanso adecuado. Estas personas manifiestan una oprobiosa sensación de agotamiento, de falta de energía, y con el tiempo se van "quedando sin pila", como ocurre, por ejemplo, con un celular, que con el paso del tiempo se descarga cada vez más rápido, porque ha tenido un uso prolongado, muchas aplicaciones activas en el mismo momento o se le ha dado mal uso a la batería.

Algo parecido nos sucede a los humanos. Aunque en ocasiones el cansancio sí puede deberse a causas médicas (es decir, a alguna enfermedad), que siempre se deben revisar y descartar en primer lugar, en otros casos, la sensación crónica de fatiga se debe al uso y abuso de nuestra energía, a la desorganización de nuestro tiempo, a la irregularidad de nuestras horas de sueño, a la exposición exagerada a las pantallas y a los contenidos de las redes sociales, a las propias angustias, entre otros factores.

El *cansancio persistente*, habitualmente crónico, no solo disminuye la cantidad de energía, sino también la motivación y la capacidad de concentración y, en consecuencia, termina por impactar el bienestar psicológico y el equilibrio emocional de la persona. En resumen, el *cansancio* crónico puede ser señal —un síntoma— de una enfermedad, consecuencia de un mal estilo de vida o representar una deficiente capacidad de autocuidado.

Definamos, entonces, qué es el cansancio, para que más adelante veamos algunas de sus causas y soluciones. En el diccionario *Oxford Languages* encontramos las siguientes definiciones:

- *Debilidad* o *falta de fuerza física*, generalmente provocada por la realización de un esfuerzo o trabajo.
- *Aburrimiento* o *hastío*, generalmente provocado por una falta de interés.

Así pues, vemos que el cansancio, en términos generales, es una forma de agotamiento físico o mental que puede ser producido por una gama amplia de factores, entre los que se incluyen el estrés, las enfermedades, los medicamentos, el exceso de trabajo, entre otros. Esto suele conducir a una sensación de malestar, desgaste y desmotivación que disminuye las capacidades de trabajo, de concentración y de creatividad, y genera un deterioro evidente de la calidad de vida.

El cansancio está íntimamente asociado con la *fatiga*, que es la sensación de "estar exhausto" y de una disminución progresiva de la intensidad de una respuesta muscular o de otro género. Un individuo menos fatigado, entonces, será capaz de satisfacer una demanda mayor ante una situación determinada.

De lo anterior podemos deducir que *cansancio* no es lo mismo que *fatiga*, aunque por lo general se usan ambos términos como sinónimos. Podemos decir que el cansancio suele tener causa conocida, ser temporal, y habitualmente se mejora después de una adecuada jornada de sueño reparador. Por el contrario, en la fatiga es más difícil identificar la causa (por lo que pasa como desconocida), es progresiva, y, por lo tanto, llega a identificarse como crónica; además, es de mayor intensidad y por lo general no se alivia con el sueño, el cual incluso está comprometido y no logra cumplir con su función reparadora de energía.

También se habla de *fatiga mental* para hacer referencia a la pérdida de energía con sensación de cansancio y niebla mental, asociada con una disminución significativa en el rendimiento o la eficiencia de la realización de las tareas cotidianas y con una marcada dificultad para lograr concentrarse, mantener la atención y una adecuada asociación de ideas. Es decir, esta tiene un impacto directo sobre la función cognitiva.

El cansancio es una respuesta normal y adecuada en muchos momentos de la vida, e incluso es una señal de alerta con la que el organismo nos permite reconocer la necesidad que tienen nuestro cuerpo y nuestra mente de cambiar el ritmo en la actividad y hacer pausas. Escuchar este mensaje es fundamental para prevenir la fatiga, que afecta nuestra funcionalidad, bienestar, motivación, salud y capacidad de acción en la vida cotidiana.

Antes de que tus niveles de cansancio (que, *a priori*, no son necesariamente patológicos) pasen al nivel de la fatiga (que sí lo es), es prudente analizar tus hábitos y las posibles causas que la puedan estar generando.

Inicialmente te pregunté si te parecía fácil el proceso de entender y aplicar conceptos que tienen que ver con tu sensación de bienestar y tu adecuada capacidad de energía. Ahora te invito a explorar otros, que ayudarán a responder la pregunta inicial.

PRIMERA PARTE

SITUACIONES MÉDICAS ASOCIADAS AL CANSANCIO

En esta parte te explicaré veinte condiciones que pueden producir cansancio y te daré indicaciones que facilitan la comprensión sobre aspectos del diagnóstico y el abordaje en general de cómo se podrían tratar bajo el acompañamiento de tu médico. Además, te daré algunos tips puntuales sobre cada una de ellas que te ayudarán a...

- Entender qué está ocurriendo detrás de esa sensación de cansancio o fatiga.
- Aprender a identificar y explorar las señales que envía tu organismo.
- Identificar las bases del autocuidado y los riesgos con las conductas negligentes.
- Incorporar formas preventivas y de autocuidado en la vida diaria.
- Y, por último, la más importante: pasar a la acción.

ANEMIA

El cansancio producido por la anemia se deriva de una disminución significativa en el número de glóbulos rojos, que son los encargados de transportar el oxígeno desde los pulmones hasta las células y los tejidos. Este déficit en el número de glóbulos rojos en la sangre puede tener diferentes causas, entre las que se encuentran una **deficiencia de hierro o de vitaminas, pérdida de sangre, enfermedades crónicas como la artritis reumatoide, el cáncer o una insuficiencia renal.**

Además, se deben tener en cuenta algunos momentos especiales del ciclo vital femenino, pues las mujeres en edad fértil pueden sufrir anemia causada por deficiencia de hierro, debido a la pérdida de sangre durante la menstruación si esta es muy abundante. También hay situaciones especiales durante el embarazo y la lactancia, pues son etapas en las que el cuerpo requiere de una cantidad de hierro adicional.

En la anemia existen otras señales aparte del cansancio: palidez de piel y mucosas, debilidad, cambios en el patrón de sueño, pérdida de concentración, ritmo cardíaco rápido (taquicardia), dolor de pecho y dolor de cabeza.

Es frecuente que en ciertas condiciones se presenten síntomas adicionales de falta de aliento (disnea) y de energía al hacer algún ejercicio sencillo o habitual, como disnea al subir escaleras en tramos que antes se hacían sin mayor esfuerzo.

¿CÓMO SE DIAGNOSTICA?

La anemia se puede detectar en un juicioso examen físico y con los exámenes de laboratorio que permitan revisar la hemoglobina y el total de glóbulos rojos.

¿CÓMO SE TRATA?

El tratamiento se hará según la causa identificada y deberá ser guiado y ordenado por el médico. En algunos casos, puede ser suficiente un complemento de hierro en la alimentación.

TIPS
PARA RECORDAR

Es muy importante revisar los niveles de hemoglobina si coexiste cansancio crónico, si hay sangrados abundantes, si ocurren cambios radicales en la alimentación sin una guía profesional (sobre todo los que excluyen radicalmente la proteína animal) o una notoria palidez cutánea.

2

ENFERMEDADES DE LA TIROIDES

La glándula tiroides tiene forma de mariposa. Se encuentra en la parte delantera del cuello y produce hormonas que controlan el metabolismo y diferentes funciones del cuerpo como la frecuencia cardíaca, la fuerza muscular, la glucosa, la temperatura corporal y la concentración de colesterol.

Cuando se produce la hormona tiroidea en exceso (*hipertiroidismo*), se da un aumento del metabolismo en general; en cambio, cuando hay una disminución en la actividad de la tiroides (*hipotiroidismo*), la consecuencia es una disminución y lentificación del proceso del metabolismo.

Entendemos por metabolismo todos los procesos bioquímicos que ocurren en el organismo para sintetizar, modificar o degradar sustancias, según la necesidad. En este proceso el cuerpo convierte lo que come y bebe en energía que utilizará para las funciones básicas como la circulación de la sangre, la reparación de las células, la respiración, entre otras. Algunos ejemplos son transformar los alimentos en compuestos útiles como proteínas o carbohidratos, o transformarlos en desechos que se eliminan mediante las heces, la orina o el sudor.

Tener un metabolismo lento significa que se usa menos cantidad de energía de la que se debería para cumplir con todas las actividades diarias, y un metabolismo acelerado significa que los procesos químicos y físicos son más rápidos. La energía se quema más rápidamente y esto influye en el peso, el hábito gastrointestinal, la energía diaria.

El hipertiroidismo es más frecuente en mujeres entre los veinte y treinta años, y se suele presentar con debilidad muscular y sensación marcada de fatiga y de cansancio; adicionalmente, se suelen presentar síntomas de nerviosismo, irritabilidad, ansiedad, pérdida de peso, aumento del ritmo cardíaco y del apetito, sensación de calor, sed, diarrea y temblores.

El hipotiroidismo se presenta en el 5% de la población y se estima que otro 5% está sin diagnosticar. Es más frecuente en mujeres mayores de cuarenta años y los síntomas más frecuentes son letargia, intolerancia al frío, estreñimiento, piel reseca, caída del cabello, aumento de peso, cambios menstruales y ritmo cardíaco más lento (bradicardia).

En síntesis, los síntomas varían de acuerdo con la edad, el género y los niveles de la hormona tiroidea.

¿CÓMO SE DIAGNOSTICA?

El diagnóstico de alteraciones de la tiroides se realiza con exámenes de laboratorio en los que se miden los niveles de las hormonas tiroideas TSH, T3 y T4.

¿CÓMO SE TRATA?

El tratamiento puede incluir medicamentos, cirugía o terapia con yodo radioactivo, según el caso. Siempre debe hacerse con guía médica.

TIPS
PARA RECORDAR

La tiroides comanda múltiples funciones en el organismo. Esto explica que sus enfermedades muestren muchos síntomas en diversos órganos. Las enfermedades tiroideas son más frecuentes en mujeres y cada vez se diagnostican en edades más tempranas.

En caso de cansancio crónico, estreñimiento, mayor sensibilidad al frío, cambios en el peso, en los ciclos menstruales, en la frecuencia cardíaca y el estado de ánimo, es muy importante revisar médicamente el perfil tiroideo.

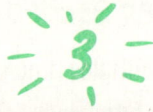

3
ENFERMEDAD
INTESTINAL

El cansancio, como ya sabes, es un síntoma agobiante, multidimensional y multifactorial, que se asocia con una amplia gama de enfermedades crónicas y ocurre, específicamente, en casi el 50% de los pacientes con enfermedad inflamatoria intestinal. Las más frecuentes son la enfermedad de Crohn y la colitis ulcerativa, aunque el cansancio es más común en la enfermedad de Crohn (48-62%) que en la colitis ulcerosa (42-47%).

En estas condiciones, el cansancio se puede presentar como consecuencia de la propia enfermedad, ya que la inflamación hace que las señales de defensa corporal (citoquinas) activen las hormonas del estrés, como una consecuencia de la anemia o por el déficit de nutrientes debido a la diarrea y la mala absorción de estos. Hay que tener en cuenta que también puede ser consecuencia de los efectos secundarios de medicamentos o por alteraciones en las conexiones que existen a nivel bioquímico entre tu cerebro y tu aparato gastrointestinal (eje cerebro-intestino). Hoy sabemos que existen comunicaciones bidireccionales entre el cerebro y el aparato gastrointestinal que conforman el eje cerebro-intestino, y esta red incluye señales de neuronas, hormonas y del sistema inmune, jugando un papel fundamental en la regulación del cerebro, el estado de ánimo, el bienestar mental y el funcionamiento del aparato digestivo, entre otros.

Toda esta situación inflamatoria y de desequilibrio del eje cerebro-intestino facilita la aparición de fatiga, que implica siempre una falta de energía o un agotamiento desproporcionados con el esfuerzo físico, lo que conlleva una limitación de las actividades diarias que, característicamente, no se alivia solo con el descanso.

Múltiples estudios han demostrado que el cansancio está asociado con la gravedad de la enfermedad y que este suele ser uno de los síntomas más agobiantes reportados por los pacientes, incluso más que la misma diarrea.

¿CÓMO SE DIAGNOSTICA?

La colonoscopia es el procedimiento más utilizado para el diagnóstico de la enfermedad inflamatoria intestinal.

¿CÓMO SE TRATA?

El tratamiento puede incluir recomendaciones nutricionales y el uso de antiinflamatorios específicos, inhibidores del sistema inmunitario, antibióticos, analgésicos, medicamentos biológicos, entre otros. El medico evaluará cada caso para ver la pertinencia de las diferentes opciones de tratamiento. El alivio de la enfermedad inflamatoria intestinal y el control de la inflamación se asocian sistemáticamente con una mejoría del cansancio.

Recuerda que el intestino es el "segundo cerebro". En la interconexión del intestino y el cerebro se regulan funciones básicas del sistema inmunológico, el sistema endocrino y el sistema nervioso central, además de las nutricionales y digestivas. Así pues, el aparato intestinal y las emociones tienen una significativa comunicación en doble vía, lo cual las hace interdependientes.

Si tienes una enfermedad inflamatoria intestinal, es clave el acompañamiento en conjunto de gastroenterología y psiquiatría.

4

ENFERMEDADES INFLAMATORIAS

Es bien sabido que el cansancio puede presentarse en enfermedades inflamatorias crónicas como los síndromes autoinmunes, la artritis reumatoidea y el lupus eritematoso sistémico.

Este cansancio parece deberse a que se activan señales de defensa del cuerpo (citoquinas inflamatorias), se genera alteración del sistema de defensas (inmunológico) y se produce la activación de los ejes hormonales que traen varios cambios, hasta llegar a aumentar los niveles de cortisol (hormona del estrés, que puede provocar tanto fatiga como cansancio).

Los trastornos del sueño también son una de las causas del empeoramiento de los síntomas en enfermedades inflamatorias crónicas, incluidos el dolor y la fatiga. Esto se debe a que fatiga y cansancio están muy correlacionados con una mala calidad del sueño y con la consiguiente somnolencia diurna.

Estas enfermedades inflamatorias, además del cansancio, se asocian con dolor o hinchazón en las articulaciones y en los músculos; enrojecimiento y calor de la piel alrededor de una articulación; rigidez articular, sobre todo en la mañana; fiebre sin causa conocida; erupciones rojas en la piel, generalmente en la cara y en forma de mariposa; dolor en el pecho al respirar en forma profunda; pérdida de cabello y sensibilidad a la luz.

¿CÓMO SE DIAGNOSTICA?

Estas enfermedades se diagnostican mediante pruebas de sangre y de orina, correlacionadas con los signos y síntomas de cada paciente en particular y los resultados del examen médico.

¿CÓMO SE TRATA?

El tratamiento siempre debe ser guiado por un profesional idóneo, e incluye medicamentos para el dolor y la inflamación, corticoides, inmunosupresores, antimaláricos, medicamentos antirreumáticos, entre otros.

TIPS PARA RECORDAR

La inflamación es una respuesta a un daño en el organismo. Es positiva cuando logra reparar los tejidos lesionados y combatir las infecciones, y negativa cuando se vuelve crónica o se produce de manera anómala.

Dado que la mayor parte de las enfermedades metabólicas, mentales e inmunológicas parecen tener el mismo común denominador —la inflamación—, se explica que el auge actual de la investigación médica de estas gire alrededor del tratamiento de la inflamación.

Se ha demostrado que ciertos tipos de alimentación, el estrés, los factores genéticos y ambientales también influyen en el proceso de la inflamación.

La superación del cansancio puede depender a veces del manejo de la inflamación.

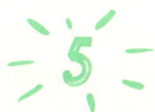

5

DIABETES

El azúcar, también conocido como *glucosa*, es el combustible que mantiene al cuerpo en funcionamiento. Las personas que tienen diabetes no pueden utilizar la glucosa —que es una fuente poderosa de energía— de manera adecuada, por lo que esta se termina acumulando en la sangre y las lleva a tener cansancio continuo, síntoma que suele ir acompañado de sed, aumento en la frecuencia de la micción, cambios en el apetito y el peso, cambios en la visión (en especial visión borrosa), infecciones recurrentes (principalmente por gérmenes oportunistas como la cándida), cambios en los procesos de cicatrización, entre otros.

Este tipo de cansancio también se puede presentar como consecuencia de un estilo de vida inadecuado, de las condiciones nutricionales o por diferentes factores hormonales y químicos asociados a la diabetes.

En la diabetes se presentan además algunos cambios bioquímicos (aumento de fosfato, potasio, hidrógeno) en los músculos, que alteran su funcionamiento y facilitan la aparición de fatiga.

La diabetes se clasifica en tres tipos. La gestacional, que ocurre en el embarazo; la diabetes tipo uno, que se presenta cuando el páncreas no produce insulina. Por lo general ocurre en menores de treinta años y no se produce por obesidad, sino por ataque al páncreas de las células de la defensa, y la diabetes tipo dos, que se presenta cuando la insulina no funciona correctamente. Suele aparecer en mayores de cuarenta años con factores de riego como obesidad, sedentarismo. Los cambios en el estilo de vida pueden ayudar a prevenir la aparición de la diabetes tipo dos.

¿CÓMO SE DIAGNOSTICA?

La diabetes se diagnostica midiendo los niveles de glucosa en sangre, en ayunas, con la prueba de hemoglobina glicosilada que mide el nivel promedio de la glucosa en los últimos tres meses. En ocasiones se requiere tomar repetidas muestras de sangre para llegar al diagnóstico definitivo.

¿CÓMO SE TRATA?

El tratamiento siempre debe ser guiado por el médico e incluye cambios en la alimentación, en la actividad física, y a veces puede requerir el uso de medicamentos específicos (insulina).

TIPS
PARA RECORDAR:

Las 3P —polidipsia (mucha sed), polifagia (necesidad inusual de comida) y poliuria (orina frecuente)— hacen sospechar un diagnóstico de diabetes. Si presentas estos síntomas, debes agendar cuanto antes un control médico para descartar o confirmar esta patología.

Si padeces de diabetes, es clave que tengas un buen estilo de vida para evitar complicaciones. Te comparto cinco consejos básicos:

1. Mantener un peso adecuado.
2. Realizar actividad física.
3. Consumir vegetales en la dieta.
4. Consumir grasas saludables (insaturadas).
5. Evitar las famosas dietas relámpago.

6

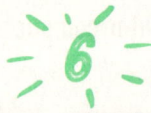

FATIGA CRÓNICA (ENFERMEDAD)

Se entiende por *fatiga* la sensación de agotamiento o dificultad para realizar una actividad física o intelectual. Existen distintos tipos de fatiga, según la intensidad y duración:

- Fatiga prolongada: dura más de un mes.
- Fatiga crónica: se presenta de forma continua o intermitente durante más de seis meses en adultos y tres meses en niños.
- Fatiga idiopática: dura más de seis meses y es de causa no identificada.
- Fatiga secundaria: está asociada a una enfermedad subyacente previa.

El síndrome de fatiga crónica también es llamado encefalomielitis miálgica. Es una enfermedad multisistémica (es decir, que afecta a varios órganos), compleja, comúnmente caracterizada por fatiga severa, disfunción cognitiva, problemas para dormir, disfunción autonómica y malestar posesfuerzo, que afecta gravemente las actividades de la vida diaria. Para su diagnóstico, la duración de los síntomas debe ser mayor a seis meses.

Otros síntomas, además del cansancio, incluyen **dolor de cabeza, dolor muscular y de las articulaciones, debilidad,**

aumento del tamaño de los ganglios linfáticos en el cuello, incapacidad para concentrarse, problemas de memoria o de razonamiento, mareos que empeoran al pasar de estar acostado o sentado a ponerse de pie. Además, y con frecuencia, el sueño no es reparador. Las personas con la afección también pueden volverse muy sensibles a la luz, al sonido, a los olores, a los alimentos y a los medicamentos.

A las personas que sufren de fatiga crónica les cuesta seguir adelante con sus actividades normales porque se cansan demasiado, aún con un mínimo esfuerzo; entonces, los síntomas empeoran con la actividad física o mental, pero no mejoran por completo con el descanso.

Sus causas exactas no se conocen, pero se sabe que se presenta sobre todo en procesos inflamatorios, alteraciones en el sistema inmune y hormonal, y en la respuesta al estrés oxidativo (proceso de deterioro de las células dado porque el cuerpo produce sustancias dañinas más rápido de lo que puede eliminarlas). Se ha encontrado que la fatiga crónica se presenta con más frecuencia en personas entre los cuarenta y los setenta años, sobre todo en mujeres.

Entonces, podemos decir que el síndrome de fatiga crónica se caracteriza por presentar sensación de fatiga por más de seis meses, no es ocasionada por causa objetiva y, además, cumple determinados criterios de Fukuda (el Dr. Keiji Fukuda lideró el grupo de trabajo que publicó los criterios en 1994) que permiten identificar el trastorno:

"Deben cumplirse el A y al menos cuatro del B:

A. Padecer de fatiga crónica física y mental grave, que no existía previamente y que genere alteraciones superiores al 50%

en el funcionamiento y la capacidad habitual, incluyendo la actividad laboral, educacional, social y personal, durante seis o más meses, y que, según un diagnóstico clínico, no pueda ser atribuida a ninguna enfermedad conocida.

B. Tener cuatro o más de los siguientes síntomas:

- Deterioro sustancial de la memoria o la concentración a corto plazo.
- Faringitis o amigdalitis.
- Nódulos linfáticos sensibles.
- Mialgias, artralgias múltiples sin hinchazón o eritema.
- Cefaleas de una clase e intensidad no sufrida anteriormente.
- Alteración del sueño.
- Malestar que persiste por más de veinticuatro horas después de un esfuerzo.

Estos síntomas tienen que haberse presentado de forma persistente o recurrentemente, durante un mínimo de seis meses consecutivos, y no haber precedido a la fatiga"[1].

¿CÓMO SE DIAGNOSTICA?

El enfoque diagnóstico debe comenzar con una historia clínica y un examen físico general, identificando los síntomas subyacentes y descartando cualquier otra enfermedad grave. Aunque se usan algunos cuestionarios clínicos validados, no hay pruebas características o diagnósticas, ni biomarcadores únicos para el diagnóstico del síndrome de fatiga crónica. Las

[1] Avellaneda, Pérez Martín e Izquierdo Martínez, 2009.

pruebas de laboratorio para descartar otras etiologías se realizan en el contexto de cada paciente en particular.

Las pruebas de laboratorio estándar incluyen análisis de orina, hemograma completo con diferencial, química sanguínea, pruebas de función tiroidea, enzimas musculares como las creatina-quinasas y la proteína C reactiva.

Las personas con síndrome de fatiga crónica no tienen la capacidad de funcionar como lo hacían antes de enfermarse, presentan dificultad para hacer tareas de la vida diaria, como ducharse o preparar las comidas y se les dificulta mantener el trabajo, ir a la escuela o tomar parte en la vida familiar y social. La enfermedad puede durar años, y a veces lleva a la discapacidad grave. Al menos uno de cuatro pacientes queda postrado en cama o confinado a la casa por periodos prolongados.

¿CÓMO SE TRATA?

El tratamiento incluye terapia psicológica, ejercicio, técnicas de respiración profunda y relajación muscular, masajes, yoga y taichí. Con la guía de un profesional experto, en ocasiones se usan analgésicos, antiinflamatorios, inmunoglobulinas, antidepresivos y corticoides.

TIPS PARA RECORDAR:

El síndrome de fatiga crónica es una de las enfermedades que puede requerir de varias consultas médicas y de la práctica de múltiples exámenes de laboratorio antes de determinar un diagnóstico claro.

Como sucede con las enfermedades crónicas, se genera todo un proceso emocional de duelo y de frustración. En mi experiencia, lo que más funciona es que la persona aprenda a identificar su propio ritmo de descanso y actividad. Aunque hoy no exista una cura definitiva, siempre hay alternativas de alivio.

7

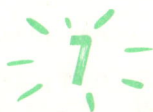

APNEA DEL SUEÑO

La apnea del sueño es un trastorno que puede llegar a ser grave, en el que la respiración se suspende de forma irregular y produce una sensación de asfixia y ahogo antes de retomar el ritmo normal en el sueño, o, lo que es más frecuente, obligando a la persona a despertarse súbitamente. Esta enfermedad interrumpe el patrón de sueño, **por lo que al despertar se tiene sensación de cansancio, sin importar el tiempo que se haya estado descansando.**

Existen varios tipos de apnea, como la apnea central del sueño (en la que el cerebro no envía señales correctamente para que el cuerpo respire), apnea mixta (que es una combinación de la apnea central y la apnea obstructiva del sueño) y la más común, la apnea obstructiva del sueño. Toda apnea obstructiva es apnea del sueño, pero no toda apnea del sueño es obstructiva.

En la apnea obstructiva del sueño, las vías respiratorias altas se cierran o colapsan durante unos segundos, lo que, a su vez, alerta al cerebro para que se despierte y se pueda volver a respirar. A veces este despertar es tan breve que ni se registra memoria consciente del evento. **Entonces, una persona que sufra de apnea obstructiva del sueño puede dejar de respirar varias veces durante una noche,** lo que dificulta lograr las fases de sueño profundas necesarias para obtener un descanso reparador.

¿CÓMO SE DIAGNOSTICA?

Se detecta habitualmente por estos síntomas: episodios en los que la respiración se detiene mientras se está durmiendo (fenómeno informado por otra persona), jadeos al respirar mientras se duerme, despertar con la boca seca, tener dolor de cabeza por la mañana, dificultad para mantenerse dormido, somnolencia diurna excesiva —conocida como *hipersomnia*—, problemas para prestar atención durante la vigilia e irritabilidad. Un ronquido sonoro y repetitivo, asociado al cansancio, puede ser indicativo de apnea del sueño, aunque no todas las personas que tienen apnea del sueño roncan.

Hay algunos factores que facilitan la apnea del sueño, como tener sobrepeso u obesidad, edad avanzada, vías respiratorias estrechas, consumo de alcohol o sedantes, fumar, tener congestión nasal, padecer algunas enfermedades con falla cardíaca como hipertensión o enfermedades pulmonares.

Debido a que la apnea del sueño puede conducir a una enfermedad cardíaca, a hipertensión arterial y a embolia, es muy importante hacer pruebas diagnósticas. La prueba específica para diagnosticarla se llama polisomnografía; es indolora y se realiza en la clínica, durante la noche. Se colocan electrodos para registrar los cambios en la respiración y la actividad cerebral durante el sueño.

¿CÓMO SE TRATA?

Se deben mejorar condiciones basales generales del organismo, como el peso, estilo de vida, dejar de fumar, tratar las enfermedades (como hipertensión, falla cardíaca, entre otras), suspender o cambiar algunos medicamentos, y es posible que te prescriban un dispositivo de presión positiva continua en las vías respiratorias (CPAP, por su sigla en inglés), que consiste en una máscara que se coloca sobre la nariz y la boca e introduce aire en tus vías respiratorias mientras duermes. Algunos casos requieren tratamiento quirúrgico.

TIPS
PARA RECORDAR

Para controlar la apnea se recomienda:
- Bajar de peso (en caso de que exista sobrepeso).
- Dormir de lado, porque ayuda a mantener las vías respiratorias más abiertas.
- Evitar el cigarrillo y el alcohol.
- Evitar comidas pesadas o muy tarde.

Para los que roncan:

En general, el ronquido no es consciente ni voluntario. Sobre todo, es molesto para quien quiere dormir, pero no lo puede hacer, por el sonido del ronquido ajeno. Es frecuente constatar en consulta que esta situación genera irritación, queja o conflicto con la pareja del que ronca. Aunque no todos los roncadores padecen de apnea del sueño, la mayoría de ellos sí requieren evaluación médica, no tanto por el roncar, como por los efectos sobre la calidad del sueño. Ser roncador puede ser abrumador. Mejor, consulta a tu médico.

8

FIBROMIALGIA

La fibromialgia es un síndrome de dolor crónico que afecta a un número significativo de personas en todo el mundo. Las estadísticas son variables, pero se cree que afecta del 3% al 10% de la población, y se diagnostica con mayor frecuencia en mujeres entre los veinte y cincuenta años. Esta condición suele venir acompañada de otros síntomas sensoriales, físicos, vegetativos, cognitivos y afectivos.

La fibromialgia se caracteriza por la presencia de un dolor musculoesquelético generalizado, acompañado de fatiga, cansancio, problemas de sueño, disfunción cognitiva, alteraciones de la memoria y del estado de ánimo.

La fibromialgia amplifica las sensaciones de dolor porque afecta el modo en que el cerebro y la médula espinal procesan las señales de *dolor* y de *no dolor*. Este cambio está relacionado con un aumento anormal de los niveles de ciertas sustancias químicas en el cerebro que transmiten las señales de dolor. Al parecer, los receptores de dolor del cerebro desarrollan una especie de memoria del dolor y se hacen más sensibles en personas que tienen fibromialgia, lo que significa que pueden reaccionar de manera desproporcionada ante las señales de dolor y de no dolor.

Los síntomas a menudo comienzan después de un evento puntual, como un traumatismo físico, una cirugía, un cuadro de infección o un estrés psicológico significativo. En otros casos, los síntomas se acumulan progresivamente con el tiempo, sin que exista un solo evento desencadenante.

La fibromialgia puede ser invalidante y obstaculizar la capacidad de trabajo; se ha encontrado que se asocia con una menor productividad y con prolongados periodos de ausentismo laboral.

Numerosos estudios han identificado como factores de riesgo para la fibromialgia antecedentes familiares, si uno de los padres o hermanos también tiene la afección; trastornos como osteoartritis, artritis reumatoide o lupus y algunas enfermedades infecciosas, como hepatitis C, VIH, virus de Epstein-Barr. También se ha encontrado que existe una correlación directa entre mayor volumen de grasa corporal y mayor severidad de la fibromialgia, y que las experiencias traumáticas de la infancia pueden conducir a trastornos psicopatológicos en la edad adulta, que, a su vez pueden subyacer, al menos en parte, al desarrollo de la fibromialgia. Es por esto que las personas que la padecen suelen tener antecedentes de maltrato en la infancia.

Los síntomas principales de la fibromialgia incluyen **dolor generalizado,** que muchas veces se describe como un dolor sordo, molesto y constante, que dura al menos tres meses y afecta todo el cuerpo, pero se presentan con mayor intensidad en las áreas que circundan al cuello, los hombros, la zona lumbar y las caderas. Puede presentarse también rigidez, sobre todo en las mañanas. Para que un dolor se considere *generalizado*, se debe sentir en ambos lados del cuerpo, y por encima y por debajo de la cintura.

El dolor de la fibromialgia amplifica cualquier otra fuente de dolor que exista, como la artritis. Las personas con

fibromialgia suelen sufrir molestias migratorias en los músculos sin que haya ninguna lesión muscular evidente y es común
que sientan el dolor de forma más intensa que otros.

Las personas que padecen fibromialgia con frecuencia
presentan **fatiga.** Se despiertan cansadas, incluso en las
oportunidades en que han dormido mucho. Su sueño es in-
terrumpido por el dolor, y muchos pacientes tienen otros
trastornos del sueño, como síndrome de las piernas inquietas y apnea del sueño.

Otro de los síntomas de esta patología son las **dificultades
cognitivas.** En el 75 % de los pacientes se presenta la "fibroniebla", que dificulta la capacidad de enfoque de la atención y
de la concentración mental. No es claro por qué se produce,
pero se cree que puede ser secundaria a las alteraciones del
sueño y que puede estar relacionada con el hecho de sobre-
llevar un dolor crónico que exige atención y requiere tanto
esfuerzo mental que puede reducir los recursos de procesamiento cognitivo disponibles y, en consecuencia, afectar el
rendimiento habitual para realizar cualquier tarea cognitiva.
También el estrés crónico y la depresión pueden facilitar la
presencia de la fibroniebla, al generar cambios en la zona del
lóbulo temporal del cerebro que tiene que ver con la memoria (el hipocampo).

Algunos ejemplos de fallas cognitivas son olvidar lo que
se iba a decir o nombres de objetos de uso cotidiano, olvidar
o confundir horarios de citas importantes, salir a comprar
algo y no recordar qué era, presentar falta de agilidad mental o problemas para pensar con claridad o recordar información nueva, disminución del nivel de alerta y de orientación
espacial, y tener dificultad para concentrarse o estar atento,

realizar operaciones matemáticas sencillas, seguir una conversación o acceder a información en idiomas antes guardados de manera rápida y eficiente.

La fibromialgia a menudo coexiste con otras enfermedades reumáticas y su diagnóstico diferencial puede ser difícil, ya que los síntomas incluyen dolor en las articulaciones, hinchazón, debilidad muscular y disautonomía (alteraciones en el funcionamiento del sistema nervioso autónomo, que es el que regula funciones como frecuencia cardíaca, digestión, temperatura, presión arterial, respiración). También es frecuente que coexista con un síndrome de intestino irritable, con un cuadro de cistitis (inflamación de la vejiga) intersticial, y con dolores crónicos de cabeza, disfunción de la articulación temporomandibular (articulación entre la mandíbula y el temporal que permite abrir la boca), con un síndrome de fatiga crónica y con algunos diagnósticos psiquiátricos.

¿CÓMO SE DIAGNOSTICA?

Dado que su causa es desconocida no existe un examen único para llegar al diagnóstico de fibromialgia, y el diagnóstico es complejo, pues requiere de la participación de varios profesionales de la salud para obtenerlo.

Para lograrlo, los médicos deben llevar un riguroso registro de la historia clínica, hacer un detenido examen físico y solicitar pruebas de laboratorio o de imágenes para descartar otras enfermedades y afecciones que provocan síntomas similares a la fibromialgia.

En la evaluación de cada diagnóstico, la patología se explora en cinco categorías:

1. **Síntomas sensoriales**: hipersensibilidad ante estímulos que no producirían la misma respuesta en una persona sana, parestesia o entumecimiento de miembros superiores e inferiores.

2. **Síntomas físicos o motores**: rigidez y menor capacidad para realizar actividad física.

3. **Síntomas vegetativos**: mareos, inestabilidad e hipersudoración.

4. **Síntomas cognitivos**: problemas de sueño, ansiedad y afectación de la memoria a corto plazo.

5. **Síntomas afectivos**: exteriorizados principalmente como alteraciones en el estado de ánimo del paciente.

Existen diversos enfoques para llegar al diagnóstico, pero todos los pacientes deben cumplir con el criterio de tener un dolor crónico por más de tres meses. Además, deben ser positivas **seis áreas de dolor corporal** de las nueve propuestas: cabeza, brazo izquierdo, brazo derecho, miembro inferior derecho, miembro inferior izquierdo, tórax, abdomen, espalda alta, columna cervicodorsal, espalda baja —columna lumbar y nalgas—.

Algunos síntomas clave son las alteraciones del sueño (dificultad para conciliar el sueño, despertar precoz, descanso nocturno poco reparador); fatiga física o mental, incapacidad para las actividades básicas cotidianas; disfunción cognitiva, es decir, problemas de concentración, olvido y pensamiento desorganizado o lento; rigidez musculoesquelética que, por lo general, es más severa por la mañana y va mejorando a medida que pasa el día, y no es sensible a los corticoesteroides, y sensibilidad ambiental o hipervigilancia, es decir, intolerancia a luces brillantes, ruidos fuertes, perfumes y frío.

Establecer el diagnóstico y proporcionar educación adecuada no solo tranquiliza a los pacientes, sino que evita la realización de pruebas innecesarias.

¿CÓMO SE TRATA?

Se necesita un enfoque multidisciplinario y multimodal, que incorpore terapias no farmacológicas al tratamiento con medicamentos. Este debe ser adaptado a cada paciente.

El enfoque multidisciplinario puede incluir reumatólogos, para el manejo de todo el proceso de dolor e inflamación; profesionales de la salud mental, que ayudan a afrontar las dificultades en el hogar y en el lugar de trabajo y pueden enseñar habilidades y técnicas para controlar mejor el dolor; fisioterapeutas, que aportan mejoría en la calidad de vida mediante los ejercicios indicados, la atención práctica y la educación del paciente; especialistas en sueño, que abordan problemas relacionados con este, y nutricionistas, que se encargan de mejorar los hábitos de alimentación y controlar el peso.

Si bien no existe una cura para la fibromialgia, hay varios medicamentos que pueden controlar los síntomas, principalmente medicamentos antidepresivos y antiinflamatorios no esteroideos. Hay que recordar que los medicamentos antiinflamatorios no esteroideos y los opioides se deben usar siempre según criterio clínico.

Además, se aconsejan planes particularizados de ejercicio, técnicas de relajación y las medidas para reducir el estrés. La educación del paciente sobre su propia enfermedad y la terapia cognitivo-conductual (tipo de terapia psicológica práctica y estructurada que ayuda a trabajar en los pensamientos y comportamientos negativos) también son fundamentales. Existen algunas evidencias contradictorias de que la neuroestimulación con estimulación transcraneal de corriente continua (tDCS) pueda tener algún efecto positivo.

TIPS
PARA RECORDAR

El eje sintomático de la fibromialgia es el dolor. Esta es una enfermedad difícilmente aceptada y comprendida, no solo por quien la padece, sino también por el personal de salud, al girar sistemáticamente sobre lo que algunos señalan —con crítica— como quejas y lamentaciones "injustificadas".

En mi experiencia, los medicamentos antidepresivos, el manejo de las dificultades del sueño (con higiene de sueño tales como evitar uso de pantallas en la noche, crear rutinas relajantes como leer o darse una ducha, tener horarios regulares de acostada y levantada, y, en ocasiones, cuando es necesario, medicamentos inductores del sueño —te hablaré en detalle de esto en la segunda parte del libro—) y la psicoterapia suelen ser fundamentales en el tratamiento integral de esta patología.

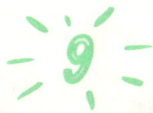

DEFICIENCIA O INSUFICIENCIA DE VITAMINA B-12

La vitamina B-12 o cobalamina es una vitamina hidrosoluble y, al igual que las otras del complejo B, es importante para el metabolismo de las proteínas y esencial para el funcionamiento del sistema inmune; también ayuda a la formación de glóbulos rojos y al mantenimiento del sistema nervioso.

Las fuentes alimentarias de vitamina B-12 incluyen, principalmente, la carne roja, el pescado, los huevos y los lácteos. La mayoría de las personas obtienen suficiente vitamina B-12 con una alimentación equilibrada; su **deficiencia** ocurre cuando el cuerpo no recibe o no puede absorber la cantidad de la vitamina que el cuerpo necesita.

La deficiencia es común en personas mayores de cincuenta años, que siguen una dieta vegetariana o vegana, han tenido una cirugía de estómago o intestinal (como la cirugía para bajar de peso), tienen afecciones del aparato digestivo —como la enfermedad celiaca o la enfermedad de Crohn—, sufren de diabetes o usan crónicamente medicamentos para el "ardor de estómago" (inhibidores de bomba de protones).

El cansancio es uno de los primeros síntomas de una deficiencia de vitamina B-12, aunque también se pueden presentar una sensación de hormigueo en las manos y los pies, fallas de memoria, mareos, dificultades en el equilibrio, cambios en el estado de ánimo y problemas de visión.

¿CÓMO SE DIAGNOSTICA?

El profesional de la salud, al evaluar la historia clínica, los hábitos de alimentación, los antecedentes personales y, en especial, la historia de enfermedad inflamatoria intestinal o de cirugía gastrointestinal, aunado a la sintomatología que haga pensar en un déficit de vitamina B-12, solicitará un análisis de sangre para medir los niveles y así realizar el diagnóstico.

En el examen clínico se hace énfasis en los aspectos neurológicos para evaluar si existen síntomas de demencia, daños de los nervios (neuropatía periférica), descoordinación motora (ataxia) o pérdida de la capacidad para percibir en qué posición está el cuerpo sin necesidad de mirarlo (propiocepción). Además, se practica un examen del estado mental para evaluar cualquier cambio neuropsiquiátrico.

¿CÓMO SE TRATA?

Según los resultados del análisis de sangre, es posible que el médico aconseje incluir en la dieta más fuentes de vitamina B-12 o tomarla en suplemento.

꞊TIPS꞊
PARA RECORDAR

La vitamina B-12, junto con el ácido fólico, se necesitan para la formación de los glóbulos rojos y para la síntesis del ADN (material genético). Esta vitamina se almacena en el hígado en cantidades suficientes, por lo que no es necesario tomar de rutina complementos de esta. Sin embargo, si eres vegano o has tenido una cirugía bariátrica, debes controlar los niveles de vitamina B-12.

~10~
DÉFICIT O INSUFICIENCIA DE VITAMINA D

Desde el descubrimiento de la vitamina D, en 1921, se ha encontrado que esta vitamina pasa por varias etapas. Las primeras son inactivas (es decir, no actúan directamente en el cuerpo), pero son esenciales para que el cuerpo fabrique la activa que sí actúa. La 1,25-dihidroxivitamina D (1,25-(OH)2D), descubierta en 1967, también conocida como calcitriol, es la forma de vitamina D que el cuerpo utiliza para la salud ósea. Esta forma activa juega un papel en la homeostasis del calcio y el fósforo y para prevenir el raquitismo y la osteomalacia; también es clave en el mantenimiento de la salud cardiovascular, la resistencia a la insulina y en enfermedades respiratorias, infecciones y cáncer, entre otras.

A medida que se ha profundizado en el conocimiento sobre la vitamina D, ha crecido el interés por sus múltiples funciones, más allá de la salud ósea. Esto cobra aún más relevancia si consideramos que más del 50% de la población mundial presenta niveles bajos de esta vitamina, lo que significa que al menos la mitad de las personas podrían estar en déficit.

En descubrimientos recientes se han encontrado receptores de vitamina D en el cerebro (hipocampo, sustancia negra y cerebelo), lo que llevó a nuevas explicaciones de su papel en el desarrollo neurológico, las afecciones psiquiátricas (ansiedad, depresión, psicosis) y el comportamiento, y a la hipótesis de que su deficiencia podría ser responsable de la resistencia al tratamiento en enfermedades psiquiátricas. Es posible que también participe en la regulación del eje de hormonas hipotálamo-hipófisis-suprarrenal (HPA), regulando así la producción de químicos del cerebro (neurotransmisores) como adrenalina, noradrenalina y dopamina. Entonces, podemos decir que la vitamina D protege al cerebro, ayuda a cuidar las neuronas y a regular la inflamación.

En múltiples estudios y revisiones se ha encontrado que la deficiencia de vitamina D tiene implicaciones en un gran número de afecciones, incluidas las mentales. En comparación con la población general, los pacientes psiquiátricos con enfermedades del espectro psicótico, depresión, afecciones del neurodesarrollo y neurocognitivas presentan una mayor frecuencia de niveles bajos de vitamina D.

La falta de vitamina D puede provocar también algunos otros síntomas, como cambios de humor, cansancio, dolor de huesos, calambres, cambios en la piel y el cabello, y aumentar el riesgo de desarrollar otras enfermedades, como hipocalcemia —niveles bajos de calcio en la sangre—, hipofosfatemia —niveles bajos de fosfato en la sangre—, huesos con menor densidad y mayor fragilidad (osteopenia) y osteoporosis.

La deficiencia de vitamina D se puede presentar si no se recibe suficiente cantidad en la alimentación cotidiana, se da una mala absorción de esta, no hay suficiente exposición a la luz solar, el hígado o los riñones no pueden convertirla a su forma activa, cuando se han realizado cirugías para perder peso, y en personas que tienen obesidad, enfermedad celiaca o enfermedad de Crohn.

A partir de los cincuenta años, aproximadamente, **la piel pierde la capacidad para producir vitamina D**, y los riñones, encargados de transformarla para que sea aprovechada, también trabajan con menos agilidad a esta edad. Esto también puede producirse por la toma de medicamentos que interfieren con la capacidad del cuerpo para convertir o absorber vitamina D, tales como laxantes, antiepilépticos, antirretrovirales, glucocorticoides e inmunosupresores.

¿CÓMO SE DIAGNOSTICA?

El diagnóstico se realiza teniendo en cuenta el cuadro clínico y la medición de los niveles de 25-hidroxivitamina D en sangre.

¿CÓMO SE TRATA?

Es importante tener en cuenta que el tratamiento de la falta de vitamina D lo realiza un médico o un nutricionista. Se puede obtener esta vitamina de tres maneras: a través de la piel, la alimentación y los suplementos; por lo tanto, es posible que se recomienden la exposición al sol, una mayor ingesta de alimentos fuentes de esta vitamina (yema de huevo, salmón, trucha arcoíris, aceite de hígado de bacalao, hígado de res, mariscos, leche, carne de res) y un suplemento.

TIPS
PARA RECORDAR

La exposición a la luz solar nos permite mantener en niveles adecuados la vitamina D; esto es de gran ayuda a la absorción del calcio, que previene la osteoporosis. Además, al regular los niveles de serotonina y melatonina, nos ayuda a obtener un mejor estado de ánimo, y tiene también un rol importante en los sistemas nervioso, muscular e inmunitario.

Aprovecha la exposición directa del sol de forma habitual, pero cuidadosa, para mejorar todos tus sistemas biológicos.

La forma segura para la exposición solar debe ser breve y regular, de diez a veinte minutos al día. El horario más recomendado es cuando existe menor radiación ultravioleta, es decir, antes de las 10 a. m. y luego de las 4 p. m. La exposición debe ser directa, ya que la radiación que estimula la producción de vitamina D no atraviesa el vidrio.

11

SÍNDROME POSCOVID O COVID PERSISTENTE O PROLONGADO

En general, todos estos se aceptan como sinónimos clínicos. Se tienden a agrupar como un síndrome heterogéneo, que tiene como común denominador el hecho de ser una secuela de la infección por covid.

Algunas personas, después de haberse contagiado de covid, siguen teniendo problemas de salud, ya que no logran una recuperación completa y, por el contrario, presentan una diversidad de síntomas crónicos semanas o meses tras la infección. Con frecuencia esas complicaciones son de carácter neurológico, cognitivo o psiquiátrico. Esto se denomina *covid prolongado*.

El síndrome poscovid-19 se define por la persistencia de signos y síntomas clínicos que surgen durante o después de padecer la enfermedad, que continúan presentes por más de doce semanas y no se explican por un diagnóstico alternativo.

Los síntomas más frecuentes son fatiga, disnea, alteración de la atención, la concentración, la memoria y el sueño, ansiedad y depresión. A menudo pueden presentarse "superpuestos, y fluctúan y cambian con el tiempo, a veces a modo de brotes, y afectan a cualquier sistema corporal, incluyendo los sistemas cardiovascular (dolor torácico, opresión, palpitaciones);

respiratorio (tos, disnea); gastrointestinal (dolor abdominal, náuseas, diarrea, falta de apetito); neurológico (dolor de cabeza, mareo, *tinnitus*, hormigueos, cambios en la memoria); sistémico (fatiga, fiebre, dolor, dolor articular); psiquiátrico (ansiedad, depresión, cambios en el patrón de sueño); musculoesquelético; metabólico; renal; dermatológico; otorrinolaringológico, y hematológico".

Se desconocen los mecanismos biológicos que subyacen, aunque una respuesta autoinmunitaria e inflamatoria anómala o excesiva puede tener un papel importante en la génesis del síndrome.

En conclusión, es un síndrome que se presenta de forma muy variada, en el que se han descrito más de doscientos síntomas y se ha encontrado que en promedio un paciente puede tener hasta treinta y seis de estos.

El Centro de Control y Prevención de Enfermedades de Estados Unidos (CDC, por su sigla en inglés) utiliza el término *post-COVID conditions* para hablar de los problemas de salud que se presentan después de haber tenido covid-19, si duran más de cuatro semanas, y distingue tres subtipos:

"a) *Covid persistente*, que se define como una serie de síntomas que duran semanas o meses. Los síntomas principales son: fatiga, dificultad para pensar o concentrarse (la llamada *niebla mental* o *brain fog*), dolor de cabeza, pérdida del gusto o del olfato, mareo al estar de pie, palpitaciones, disnea, tos, dolor muscular o de las articulaciones, ansiedad o depresión, fiebre y síntomas que empeoran tras realizar actividades físicas o mentales.

b) síntomas *consecuencia del daño de múltiples órganos*, como el corazón, el pulmón, el riñón, la piel y el sistema nervioso.

En esta categoría se incluyen también el llamado síndrome inflamatorio multisistémico y otras entidades autoinmunes, y

c) consecuencias del tratamiento o de la hospitalización prolongada, especialmente en cuidados intensivos. En estos casos, las personas pueden presentar fatiga, debilidad muscular, dificultades de la concentración y la memoria, pensamiento enlentecido, ansiedad, depresión y síntomas de estrés postraumático".

Para la Organización Mundial de la Salud (OMS), el covid prolongado es un grupo de síntomas que aparecen en personas que tuvieron covid y que inician tres meses luego de la infección, duran al menos dos meses y afectan la vida diaria.

Se han descrito tres fenotipos clínicos del **covid prolongado o persistente:**

1. *Permanente* (sin cambios durante el seguimiento).
2. *Recidivante/remitente* (curso fluctuante y episódico, con intervalos de exacerbación y remisión de los síntomas).
3. *Con mejoría lentamente progresiva.*

Dentro de las causas de este covid prolongado se cree que están la inflamación crónica, producida por remanentes del coronavirus que desencadena el covid-19, que pueden acabar residiendo en alguna parte del cuerpo. Estos grupos de virus se multiplican constantemente, manteniendo al sistema inmunitario en alerta; esto implica que el sistema inmune se vuelve más activo, causando inflamación en el cuerpo, y el sistema inmunitario hiperactivo hace que los anticuerpos ataquen los órganos y tejidos (autoinmunidad) o que se dé la reactivación de virus que están latentes, es decir, que están en el cuerpo sin causar problemas hasta que la infección por covid-19 debilita lo suficiente al sistema inmunitario.

Algunos factores de riesgo de síndrome poscovid-19 son haber tenido enfermedad grave por covid-19; haber requerido hospitalización, soporte ventilatorio o cuidados intensivos durante la infección; tener otras afecciones médicas antes de la infección por covid-19 (asma, obesidad, EPOC); tener inflamación en corazón, pulmones, riñones, cerebro u otras áreas del cuerpo después de la infección por covid-19 (síndrome inflamatorio multisistémico); no estar vacunado; ser mayor de cincuenta años y ser mujer. Además, la diabetes, la hipertensión arterial, el cáncer y la inmunosupresión son otros factores de riesgo y de gravedad, e incrementan la mortalidad en la fase aguda del covid-19.

¿CÓMO SE DIAGNOSTICA?

No hay pruebas específicas para detectar el covid prolongado, pero estos son los síntomas más frecuentes: cansancio/ astenia , malestar general, dolores de cabeza, dolores musculares, disnea, dolores articulares, mareo, trastornos del sueño, falta de concentración y de atención, fallas de memoria, cambios emocionales, febrícula, tos y diarrea.

Se requiere el estudio del historial médico con el antecedente de haber padecido covid-19 y pruebas de laboratorio clínico, que pueden incluir cuadro hemático, PCR, función hepática y renal, función tiroidea, niveles de vitamina B-12 y de vitamina D, pruebas de coagulación, y lo pertinente según los hallazgos clínicos en función de los síntomas, teniendo en cuenta que los resultados de algunos exámenes pueden ser normales.

¿CÓMO SE TRATA?

No hay una cura específica para el covid prolongado y el tratamiento dependerá de los síntomas. La rehabilitación debe ser dirigida y personalizada, y puede incluir medicamentos para ayudar a controlar los síntomas, descanso, manejo del sueño, entrenamiento del olfato y el gusto, terapia física y un programa de ejercicio progresivo, rehabilitación neurocognitiva y pulmonar, atención de salud mental, terapia ocupacional y del lenguaje.

TIPS PARA RECORDAR

El síndrome poscovid es un fenómeno nuevo y único del cual estamos todavía aprendiendo. El mantenimiento de buenos hábitos que fomenten la salud (cuidado del sueño y del estado de ánimo, por ejemplo), deben ser reforzados. Además, el lavado de manos es una prioridad en el autocuidado.

12

MENOPAUSIA

La menopausia es una etapa de la vida femenina que se presenta con diferentes cambios físicos y psicológicos. Se define también como el momento que marca el final de los ciclos menstruales. **Algunos estudios han mostrado que los cinco principales síntomas de la menopausia son insomnio, cansancio, dolor óseo y articular, disfunción sexual e inestabilidad emocional.**

Durante la **perimenopausia y la menopausia,** los ovarios dejan de producir estrógenos y progesterona progresivamente, lo que tiene un efecto dominó en otras hormonas, como las tiroideas y suprarrenales. Estas últimas se encargan de regular la energía celular en el cuerpo, lo que significa que, si están desequilibradas, es frecuente que se sienta mayor cansancio en esta etapa de la vida.

La menopausia es un proceso biológico natural. Sin embargo, los síntomas físicos, como los "sofocos", la resequedad de piel y mucosas, los cambios en el peso y en la función sexual y los síntomas emocionales pueden alterar el sueño, disminuir los niveles de energía o afectar la salud emocional.

La niebla mental durante la menopausia se corresponde con cambios en la memoria, la concentración y el enfoque. Es una situación que se asocia a menudo con mayor sensación de cansancio y se debe a que el cerebro sufre por la disminución de los esteroides ováricos (estrógeno, progesterona y andrógenos).

Durante la menopausia puede presentarse una baja de **testosterona** (sí, las mujeres también tenemos testosterona, pero en menos cantidad que los hombres), y esta es otra **causa de fatiga, lentitud y debilidad muscular.** Otra hormona que puede modificar sus niveles en la menopausia, y que además **afecta a los niveles de energía, es la insulina** —implicada en el metabolismo de los azúcares—; concretamente, la resistencia a la insulina puede relacionarse con cambios en el peso y con cansancio. Para algunas, esta etapa también acarrea un proceso de pérdida de masa muscular, que puede dar paso a una sensación de cansancio.

¿CÓMO SE DIAGNOSTICA?

La menopausia se diagnostica cuando la mujer lleva doce meses sin el periodo menstrual. Por lo general no se necesitan análisis de sangre para diagnosticarla, pero se pueden realizar para conocer el estado hormonal y físico general, y así guiar un mejor tratamiento.

¿CÓMO SE TRATA?

El manejo más importante está relacionado con los hábitos sanos de vida, la alimentación, el ejercicio, el sueño y el manejo del estrés. Es probable que se reformulen estos hábitos según la nueva etapa de vida.

Cada mujer puede experimentar la menopausia de manera diferente, por lo que es importante hablar con un profesional de la salud para obtener una evaluación personalizada, y recibir orientación adecuada: es clave la evaluación ginecológica para revisar si es necesaria una suplencia hormonal; en algunos casos, también puede ser necesario un apoyo emocional, y es indispensable revisar la salud ósea, al existir mayor riesgo de osteopenia y osteoporosis.

Además, durante y después de la menopausia, la mujer debería realizarse de manera regular exámenes físicos, pélvicos, colorrectales, de mama y de piel.

TIPS
PARA RECORDAR

La menopausia, aunque es una etapa normal de la vida femenina, requiere siempre de cuidados especiales. En mi experiencia, los cambios en el sueño, en el peso, en el estado de ánimo y el cansancio, aunque son las quejas más frecuentes, no son las únicas, y hay que atenderlas todas.

13

PÉRDIDA DE PESO

La pérdida de peso, cuando se da de manera rápida, puede traer diferentes síntomas, entre los que se encuentra el cansancio. Aunque esta es una situación muy frecuente, a veces no se asocian rápidamente estos dos factores.

Esta pérdida de peso puede deberse a una enfermedad, a pérdidas involuntarias que requieren estudio, a un plan alimentario restrictivo, a una cirugía bariátrica o al uso de medicamentos que favorecen la pérdida de peso.

El cansancio, entonces, puede deberse a que el cuerpo no recibe nutrientes suficientes, o hay una mala absorción o un mal metabolismo de ellos.

Una dieta restrictiva, sobre todo si se lleva sin acompañamiento y supervisión adecuada, genera estrés, porque se asocia a menos aporte calórico y menos energía, que, a su vez, puede desencadenar cansancio y riesgos para la salud. Estas dietas hacen referencia a un plan de alimentación con disminución o prohibición en calidad o cantidad de algunos nutrientes, con la finalidad de lograr una baja ingesta calórica, logrando así la tan deseada pérdida de peso.

La alimentación restrictiva puede generar situaciones que facilitan la aparición del cansancio, tales como la disminución de la tasa metabólica, que consiste en la **cantidad de calorías que el cuerpo necesita para funcionar** en estado de reposo, es decir, las calorías diarias necesarias para mantener las funciones básicas de nuestro organismo; cambios gastrointestinales como estreñimiento, diarrea, distensión abdominal, gases, que son síntomas que llevan a la sensación de desgaste; deshidratación por falta de líquidos o también por exceso de agua sin electrolitos (sales), lo que genera un desbalance entre el agua y las sales del cuerpo, o dificultad para rotular "hambre" y "saciedad", con la consiguiente alteración en la percepción de las señales de apetito, ignorándolas y generando poca ingesta en algunas ocasiones, que en otros momentos se compensa con "demasiada" hambre y ansiedad de comer.

Hay que resaltar que "los medicamentos GLP-1, agonistas del péptido similar al glucagón tipo 1, se usan para la diabetes tipo 2 y no solo mejoran el control de la glucosa en la sangre, sino que también ayudan a perder peso"[2]. Por su efecto en el peso se han venido usando de manera indiscriminada, no controlada, en algunos casos solo por razones estéticas y no de salud, y todo esto puede generar múltiples riesgos, además del cansancio que se suele presentar por la pérdida de peso rápida, no controlada, en especial en aquellas personas que no llevan un asesoramiento médico o que no necesitan el medicamento. Los efectos adversos de estos medicamentos pueden incluir náuseas, vómitos, diarrea, y niveles bajos de glucosa en la sangre (hipoglucemia), que a veces generan no solo cansancio, sino otras condiciones clínicas más graves.

Las cirugías bariátricas, que son procedimientos quirúrgicos irreversibles que cambian el sistema digestivo, realizadas

---

[2] Shetty, Basheer, Poojari, Thinga, Pulikkel, Chandran y Acharya, 2022.

para ayudar a la pérdida de peso y mejorar condiciones de salud como diabetes, hipertensión, enfermedades renales, cardiovasculares, pulmonares, entre otras, pueden también presentar en ocasiones deficiencias en la absorción de vitaminas, produciendo anemia e hipoglicemia, que pueden traer síntomas adicionales al cansancio.

En ocasiones, la cirugía bariátrica puede presentarse con diarrea o vómito, que ocasionan pérdida de agua y sales del cuerpo (electrólitos), y esto, a su vez, genera síntomas como cansancio.

¿CÓMO SE DIAGNOSTICA?

La historia clínica con el antecedente de cirugía bariátrica, dieta restrictiva, dietas a repetición, pérdida rápida de peso o uso de medicamentos para perder peso, son situaciones que llevan a generar la hipótesis de que el cansancio puede deberse a una de estas causas. Se puede ampliar el estudio con el examen físico y con exámenes de laboratorio, para mirar si hay también anemia, deshidratación o bajos niveles de electrólitos. Además, se debe realizar un diagnóstico diferencial para descartar otras posibles causas.

¿CÓMO SE TRATA?

El tratamiento dependerá de la causa. En los casos de cirugía bariátrica, se investiga si se presentan hipoglicemia, deshidratación, anemia, para buscar corregir estas posibles causales, y se revisa cómo continuar un patrón de ingesta e hidratación adecuados.

En el caso de pérdida de peso por medicamentos, se revisan su pertinencia, dosis y el manejo nutricional.

En los casos de dietas restrictivas, se buscan planes nutricionales más flexibles, variados, completos, suficientes y sostenibles. También se insiste en asesoría nutricional por personal experto e idóneo, recordando que se debe tener un enfoque equilibrado que promueva la salud física y mental, y que la alimentación no solo sirve para nutrir, sino que también tiene implicaciones emocionales y sociales.

TIPS
PARA RECORDAR

Siempre hay que mantener una dieta sana y balanceada, según los requerimientos individuales. En principio, todas las dietas extremas no supervisadas médicamente están contraindicadas.

Perder peso *per se* no debería ser un objetivo de vida.

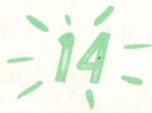

14

ADICCIÓN A LAS TECNOLOGÍAS

En la actualidad, el uso de las tecnologías representa una posibilidad para desarrollar un potencial comunicativo, informativo, educativo, creativo, de conexión, de proyección, de publicidad y de negocios. No obstante, su uso excesivo puede llevar a riesgos implícitos y explícitos y consecuencias mayores, asociados incluso a una adicción a la tecnología.

Es frecuente que las personas se sientan irresistiblemente atraídas por su dispositivo electrónico, que no puedan salir de casa sin él, dormir sin él, entrar al baño sin él, llegando a veces a ignorar otras responsabilidades y actividades importantes; a esto se suma la búsqueda constante de notificaciones, el temor a estar perdiéndose de algo, la necesidad de mantenerse actualizado en las redes sociales o el consumo excesivo de videojuegos, que a veces genera una dificultad para detenerse y realizar otras actividades cotidianas, que se dejan de lado para buscar contenidos en línea.

Cuando se pasan muchas horas en estas actividades de tecnología, es muy frecuente que se alteren los ritmos circadianos o relojes del cerebro. Los **ritmos circadianos** son los ciclos naturales que rigen el **funcionamiento interno** del organismo, que regulan diversos procesos fisiológicos como los ciclos sueño-vigilia, la temperatura, las hormonas y el apetito. Estos ritmos están directamente influenciados por factores como la luz solar, la temperatura y los hábitos diarios.

Estos "relojes cerebrales" van marcado la regulación de los ciclos biológicos, necesarios para ajustar la regulación horaria de todas las hormonas. Junto con los niveles de melatonina (hormona que se produce principalmente en la noche y ayuda a regular el sueño), señalan al organismo cuándo es hora de irse a dormir, a comer, a descansar, o de ser productivos, creativos, entre otras actividades. Asimismo, refuerzan las señales biológicas de fatiga, hambre, sed, movimiento, conciencia y lucidez.

Cuando se oscurece, por ejemplo, los niveles de melatonina empiezan a crecer hasta llegar a niveles máximos entre medianoche y las dos o tres de la mañana. La melatonina se regula con la luz: a mayor cantidad de estímulos lumínicos, menor producción de melatonina, y esto incluye tanto a la luz natural como la artificial. Su producción es muy sensible a la luz azul, que se encuentra en abundancia en las pantallas de los dispositivos electrónicos. Por este motivo, exponerse a la luz de los celulares, televisores, computadores, etcétera, en horas cercanas a irse a dormir, dificulta la producción de melatonina y, por lo tanto, puede hacer más complicado conciliar el sueño y asociarse con cansancio más adelante.

Todas estas situaciones cruzan fácilmente la línea hacia un patrón adictivo. Dentro de la adicción a la tecnología podemos encontrar a los videojuegos, a internet, a las redes sociales y al celular.

Es importante tener en cuenta que estos patrones adictivos se pueden desarrollar a cualquier edad, no son exclusivos de la adolescencia. En mi experiencia he encontrado que la adicción a videojuegos es más frecuente en los adolescentes, y la adicción a internet, redes sociales y celular, entre los quince y treinta años.

En mi consulta veo cada vez con mayor frecuencia que el uso del celular está generando dificultades en el sueño, el manejo del tiempo y de las emociones en todos los grupos de edades.

¿CÓMO SE DIAGNOSTICA?

Para detectar si alguien sufre adicción a la tecnología, se realiza una **evaluación clínica** completa en la que se exploran datos sobre el uso de las tecnologías como internet, redes sociales, teléfonos móviles y tabletas. También se estudia el impacto de estas en la vida del individuo y su utilización, al igual que el uso preexistente de otras sustancias, como alcohol, nicotina o cafeína, y la ansiedad social. La evaluación clínica se completa con el estudio del entorno familiar y la personalidad del paciente.

Se exploran los distintos síntomas físicos, tales como dolor de cabeza, ojos secos, síndrome del túnel carpiano (alteración en el movimiento o sensibilidad en la mitad de la mano), cambio de peso debido a la inactividad física, cambios en los hábitos de alimentación, aplazando las comidas para estar conectados, espasmos musculares por la postura sostenida por mucho tiempo, cansancio, cambios en la atención y memoria e insomnio.

Además, existen síntomas emocionales que se deben tener en cuenta, como pensamientos repetitivos sobre el uso de internet, gran felicidad al usarlo o, por el contrario, ansiedad al no poder usarlo, aislamiento y soledad, sentimiento de culpa por usarlo y no haber realizado las actividades previstas, irritabilidad, anhedonia (incapacidad de sentir placer o disfrutar las cosas que antes te gustaban), dificultad para interactuar con otros y abandono de actividades deportivas o recreativas.

La adicción a la tecnología es funcionalmente equivalente a las demás adicciones. Para ser considerada una conducta adictiva, debe estar presente la pérdida de control de la conducta, sobre la cual la persona no puede estar sin el elemento que le genera adicción (celular, redes sociales, videojuegos, internet…), generando con ello **una dependencia** a este y causando sentimientos de ansiedad, irritabilidad, cambios de estado de ánimo y desesperación cuando no puede usarlo. Además, aparece el deseo de estar en contacto con la tecnología, a pesar de sus efectos negativos. Al intentar dejar de usarla aparecen síntomas físicos y emocionales, lo que da lugar al concepto de **abstinencia** y, con el tiempo, se necesita un uso cada vez mayor para obtener el mismo efecto, lo que se denomina **tolerancia**.

En este caso, los instrumentos tecnológicos conducen a la **pérdida de control** de la conducta de la persona, donde esta **trata de aliviar su malestar emocional a través del uso compulsivo de las tecnologías** de forma sistemática, convirtiéndolas en un refugio y generando la necesidad de acceder a ellas frente al malestar.

Como en otras adicciones, se ha encontrado que en esta se pueden producir alteraciones en los diferentes químicos cerebrales, como dopamina y serotonina, y en los sistemas de neurotransmisores glutamatérgicos y gabaérgicos. Estas alteraciones químicas precipitan los síntomas alrededor del estado de ánimo, aprendizaje, memoria, sueño, etcétera.

La actividad excesiva "en línea" y el uso de internet conducen a la incapacidad de administrar el tiempo, la energía y la atención durante el día. Se afectan también el control de los impulsos y la función del sueño, se presentan angustia emocional, depresión, cambios en el patrón de alimentación, retraimiento de la vida social y disfunción de la memoria, situaciones que van aumentando la sensación no solo de cansancio, sino del hastío por la vida.

El resultado: una conducta socialmente inadecuada y desadaptativa, y el progresivo aislamiento en la enfermedad mental.

La adicción a la tecnología en general aún no está reconocida como un trastorno psiquiátrico y, por lo tanto, no se incluye en el Manual Diagnóstico y Estadístico de los Trastornos Mentales o DSM. No obstante, es importante que las personas que hacen un uso problemático de la tecnología sean evaluadas por un profesional de la salud mental, con el objetivo de evaluar el grado de interferencia que tiene la persona para mantener las actividades cotidianas, el tiempo excesivo usando o revisando redes sociales o permaneciendo en distintas actividades en internet, la dificultad para poner límites al uso de internet, que la lleva a incumplir las responsabilidades propias de su estado y condición, los cambios de estados de ánimo por no poder usar las diferentes tecnologías y la presencia de otros problemas psiquiátricos.

Sin embargo, el DSM sí incluye la de adicción a los videojuegos, como "trastorno de juego por internet". Esta se caracteriza por un patrón de comportamiento de juego persistente y recurrente que conlleva un deterioro o malestar clínicamente significativo por un periodo de doce meses.

¿CÓMO SE TRATA?

Es muy importante organizar horarios para el tiempo que se pasa frente a las pantallas, de una forma consciente y deliberada, con límites claros.

Se recomienda evitar la exposición a las luces de las diferentes pantallas por la noche y, especialmente, cerca del momento de irse a la cama, ya que alteran la melatonina, los ritmos circadianos y el sueño.

Practicar el autocuidado siempre es una buena alternativa: buscar formas de relajación y entretenimiento que no involucren el uso de tecnología, como el ejercicio, la lectura, la música, pintar, tejer, bordar, o meditar.

También se sugiere consultar a un profesional de la salud mental para manejar la adicción.

En última instancia, la relación con la tecnología es una cuestión de encontrar el propio equilibrio. La tecnología puede facilitar actividades y mejorar la vida de muchas maneras, pero es importante usarla con límites, regulación, moderación y con conciencia de sus posibles consecuencias en la salud física y mental.

> ### TIPS
> ### PARA RECORDAR
>
> En esta era digital, hay abundancia de herramientas tecnológicas que hay que aprender a usar. La clave para mantener nuestra salud y bienestar es encontrar el equilibrio en su manejo.

-15-

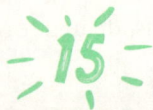

SÍNDROME DE PIERNAS INQUIETAS

El síndrome de las piernas inquietas es una afección que causa una necesidad incontrolable de mover las piernas, lo que a su vez genera un movimiento involuntario, debido a la sensación de incomodidad. Esta situación puede interrumpir el sueño y la calidad de vida, lo que lleva al cansancio. Suele ocurrir por la tarde o la noche, o cuando se está sentado o recostado, y el movimiento alivia temporalmente la sensación desagradable.

El síndrome de las piernas inquietas comienza a cualquier edad, pero es más frecuente a medida que avanza la vida, y se presenta más en mujeres que en hombres.

No se conoce la causa exacta de este síndrome, pero se cree que puede deberse a un desequilibrio de la dopamina, que es un neurotransmisor cerebral necesario para la realización y coordinación de movimiento.

Se ha encontrado que cuando esta afección empieza antes de los cuarenta años puede tener un componente hereditario, y que los cambios hormonales que se presentan durante el embarazo facilitan que en algunas mujeres se presente por primera vez, sobre todo en el último trimestre, aunque por lo general desaparece después del parto.

¿CÓMO SE DIAGNOSTICA?

Por lo general, a través de los síntomas que la persona reporta. No existe una prueba específica que confirme el diagnóstico, sino que el médico sospecha del síndrome por medio de la evaluación de los síntomas. En ocasiones se solicita polisomnografía (examen que registra las ondas cerebrales y lo que ocurre en tu cuerpo mientras duermes, mide oxígeno en sangre, respiración, movimiento de ojos y piernas y frecuencia cardíaca).

Los principales síntomas del síndrome de piernas inquietas son el deseo incontrolable de mover las piernas, usualmente después de haber estado sentado o acostado por un periodo de tiempo prolongado, como por ejemplo en el cine, en teatro, en el automóvil, en un avión, en la cama. Esta incomodidad en las piernas o pies puede describirse como cosquilleo, tirones, dolor, hormigueo, picazón o sensación de ardor o de choque eléctrico, y disminuye con movimientos como estirar las piernas, caminar, sacudirlas. Los síntomas suelen empeorar por la noche, así que se presenta también una dificultad para conciliar el sueño debido a la incomodidad, lo que lleva a experimentar fatiga frecuente, cansancio y somnolencia durante el día. Es frecuente que los síntomas varíen en cuanto a la intensidad. A veces desaparecen por un periodo y luego vuelven a aparecer.

Estos síntomas en ocasiones pueden presentarse por el uso de medicamentos como los antieméticos (medicamentos para el vómito), antihistamínicos, antidepresivos y antipsicóticos.

Cuando se presenta este síndrome también es importante descartar situaciones como neuropatías, deficiencia de hierro, insuficiencia renal, alteraciones de la médula espinal, enfermedad de Parkinson, consumo de alcohol o drogas, consumo excesivo de bebidas y alimentos con cafeína y situaciones que generen privación del sueño.

¿CÓMO SE TRATA?

El tratamiento para el síndrome de piernas inquietas puede iniciar de manera sintomática, buscando evitar el consumo de alimentos y bebidas que puedan estimular y empeorar los síntomas, o disminuyendo o sustituyendo medicamentos que lo exacerban.

Se indica una correcta higiene de sueño, con horarios regulares, intentando que la persona duerma lo necesario y evite las siestas de más de media hora.

Se tratan además las situaciones de salud que empeoran los síntomas, tales como anemia, diabetes, enfermedades tiroideas.

Las medidas no farmacológicas (baños de agua fría o caliente, masajes, ejercicio, yoga, relajación, etcétera) pueden ayudar en algunos casos a mejorar los síntomas, pero no suelen ser suficientes en casos moderados y graves.

Cuando los síntomas interfieren mucho en la vida de las personas, se pueden usar otros medicamentos, pero esto será solo según criterio médico.

TIPS
PARA RECORDAR

La principal consecuencia del síndrome de piernas inquietas es la alteración del sueño, y es la causa más recurrente de consulta.

El diagnóstico está basado en los cuatro criterios: 1. Necesidad irresistible de mover las piernas, 2. Inicio o empeoramiento con el reposo, 3. Mejora con el movimiento, y 4. Predominio de síntomas al atardecer y en la noche.

Esta patología nos recuerda que no todo movimiento es productivo.

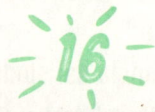

16

DEPRESIÓN

La depresión es una enfermedad grave que se presenta por una combinación de factores biológicos, psicológicos y sociales. Es una condición médica en la que predomina una alteración del estado de ánimo —con manifestaciones físicas— así como alteraciones del pensamiento, del ciclo sueño-vigilia, de los ritmos circadianos y de la cognición.

Existen factores endógenos que facilitan su aparición, tales como cambios hormonales o de neurotransmisores, y factores exógenos, que suelen estar relacionados con pérdidas (del empleo, económica, el fallecimiento de un ser querido, un divorcio, el diagnóstico de una enfermedad grave, entre otras) o al mantener un ritmo de vida muy desgastante, acelerado o estresante.

Los principales síntomas se pueden dividir en estas categorías:

- **Afectivos:** tristeza, llanto, anhedonia (dificultad para disfrutar), sentimientos de vacío, aburrimiento, irritabilidad, baja autoestima, aislamiento.
- **Cognitivos:** problemas de atención, concentración y memoria; pesimismo, falta de flexibilidad, arrepentimiento y culpa, ideas de minusvalía, de desesperanza, pensamientos de muerte, ideas suicidas.

- **Motores:** mutismo, tendencia a estar sentado o acostado, disminución o suspensión del ejercicio, tono de voz bajo, caminar en círculos.

- **Somáticos:** alteraciones de los patrones de sueño (insomnio o dormir en exceso), cambios de los patrones alimentarios (pérdida o aumento del apetito), disminución de la libido, dolor, síntomas cardiovasculares, respiratorios o gastrointestinales, cansancio.

La depresión puede generar un cansancio tan grave que a veces resulta difícil incluso levantarse de la cama o iniciar el día. Habitualmente no se logra cumplir con las tareas cotidianas.

Este cansancio en la depresión se puede producir por diferentes causas, como los cambios en los hábitos de alimentación —menos apetito, saltar comidas, comer más ultraprocesados—, que afectan los niveles basales de la energía y, por supuesto, cansancio; la poca motivación y capacidad para hacer ejercicio, pues las personas con depresión tienen dificultades para la actividad, el movimiento, tomar decisiones, seguir sus ritmos de vida, y esto hace que suspendan o disminuyan la actividad física, lo que a su vez las lleva a tener menos energía y una visión más negativa de la vida; la incapacidad de disfrutar, pues no se logra sentir placer al realizar las actividades que antes generaban bienestar, lo que lleva a una mayor desmotivación, falta de energía y cansancio, y se genera así un círculo vicioso; alteraciones en el patrón de sueño, con dificultad para conciliar el sueño o dormir menos horas, e incluso, en ocasiones, dormir más de ocho horas, con la consecuente sensación de que no se descansa lo suficiente, o la tensión constante que produce la incapacidad de gestionar el malestar y lleva a una sensación de agotamiento, cansancio y desesperanza.

Los episodios depresivos pueden presentarse de diferentes formas. En el trastorno depresivo de un solo episodio, la persona experimenta un primer y único episodio; en el trastorno depresivo recurrente, la persona ha padecido al menos dos episodios depresivos, y en el trastorno bipolar, los episodios depresivos alternan con periodos de episodios maníacos, que incluyen euforia o irritabilidad, mayor actividad o energía, y otros síntomas como pensamientos acelerados, dificultad para manejar el dinero, irritabilidad, menor necesidad de dormir, distracción y comportamiento impulsivo e imprudente.

Existen diferentes tipos de depresión. Veamos algunas de estas.

DEPRESIÓN MAYOR

Este es un trastorno grave del estado de ánimo. Se presenta cuando los sentimientos de tristeza, pérdida, ira o frustración interfieren con la vida diaria durante un largo periodo. La persona no puede dejar atrás los pensamientos negativos y sufre de una lentificación en todos los procesos mentales y en aspectos motores.

Los principales síntomas son: estado de ánimo deprimido, falta de interés en actividades que normalmente se disfrutan, cambios de peso, cambios en el sueño, fatiga, sentimientos de inutilidad y culpa, dificultad para concentrarse, pensamientos de muerte y suicidio.

DEPRESIÓN ANSIOSA

En esta categoría están presentes síntomas de ansiedad y de depresión, pero ninguno de ellos predomina claramente, ni tiene la intensidad suficiente como para justificar un diagnóstico por separado.

Los síntomas del trastorno mixto ansioso-depresivo deben haber estado presentes por más de un mes y suelen incluir una combinación de síntomas de ansiedad (inquietud, hipervigilancia, preocupación excesiva, dificultad para concentrarse) y de depresión (tristeza persistente, llanto, pesimismo, irritabilidad, pérdida de interés o placer en actividades, cambios en el apetito y problemas para dormir).

DISTIMIA O TRASTORNO DEPRESIVO PERSISTENTE

La distimia es un tipo de trastorno depresivo continuo y crónico, con una sensación de desánimo constante, pero con síntomas menos intensos que los de la depresión mayor. El principal síntoma es una sensación constante de desánimo, desesperanza, pesadumbre o tristeza que se experimenta casi a diario, y, como mínimo, durante dos años.

DEPRESIÓN POSPARTO

Esta depresión puede comenzar en cualquier momento del primer año de posparto. No se conoce la causa, pero es posible que se deba a los cambios hormonales y físicos después del parto y que el estrés y las exigencias del cuidado del neonato generen grandes montos de cansancio. Resulta evidente que, con un gran cambio en el estilo de vida, estos factores tengan un papel importante. Sin embargo, hay que tener en cuenta que existe más riesgo de presentar depresión posparto si anteriormente se ha padecido una depresión.

Los principales síntomas son irritabilidad, sentimientos de tristeza, cambios de humor severos, tendencia al aislamiento, problemas para establecer lazos afectivos con el bebé, cambios en el patrón de sueño y apetito, pérdida de interés en las cosas que solía disfrutar, ataques de ansiedad y pánico, pensamientos de lastimarse o lastimar a su bebé, sentirse inadecuada o inútil, tener ideas de desesperanza y culpa o pensamientos de suicidio.

¿CÓMO SE DIAGNOSTICA?

No existe un análisis de sangre o una radiografía para detectar la depresión, pero en consulta se identifica a través de la elaboración de una completa historia clínica, y con la realización de un examen mental y un examen físico rigurosos. También se pueden aplicar test que ayuden a orientar el diagnóstico.

Es frecuente que el paciente refiera cambios marcados en el estado de ánimo, con interferencia en distintas facetas de la vida, y exprese una marcada angustia y preocupación por esta situación.

Para el diagnóstico se requiere tener cinco o más de los siguientes síntomas por más de dos semanas:

- Cambios en el sueño y apetito.
- Fatiga y pérdida de energía.
- Pérdida de interés y placer por las actividades que antes disfrutaba.
- Cambios en atención, memoria, concentración.
- Agitación, irritabilidad, estado de ánimo con tristeza.

✎ Diferentes síntomas físicos, como dolor, síntomas digestivos, cardiovasculares.

✎ Dificultad para tomar decisiones.

✎ Sentimientos de culpa, desesperanza, pensamientos de muerte o suicido.

¿CÓMO SE TRATA?

Es muy importante resaltar que **siempre se requiere de un manejo especializado.**

La depresión es una enfermedad que no se cura solo con buenos hábitos y fuerza de voluntad. Un paso importante es iniciar identificando la forma en que te hablas, buscando que ese diálogo que tienes contigo mismo sea saludable y equilibrado; para eso, es necesario aprender a distinguir los pensamientos negativos, exagerados y catastróficos de los pensamientos positivos, realistas y objetivos, que interactúan de forma permanente e influyen directamente en la autoestima y la calidad de vida. Una vez que identificas los pensamientos negativos es clave cuestionarlos y buscar reemplazarlos por ideas que den más calma y seguridad.

El tratamiento involucra diferentes niveles y metodologías terapéuticas, que incluyen psicoterapia, a veces medicamentos, e incluso, en ocasiones, hospitalización.

Existen recomendaciones que ayudan al proceso de mejoría, como iniciar actividades que impliquen movimiento —caminar, salir a tomar el sol, realizar ejercicio gradualmente—, organizar horarios de alimentación, evitar alcohol y sustancias psicoactivas, practicar una adecuada higiene de sueño, incorporar prácticas de autocuidado, organizar horarios de actividad y de descanso, fomentar aficiones, "conectar"

—conversar o reunirse con seres queridos— y practicar algún tipo de meditación, relajación o respiración consciente.

TIPS
PARA RECORDAR

Según la OMS, "una de cada cuatro personas tendrá un problema de salud mental a lo largo de su vida".

La prevención puede reducir en un 30% la incidencia de trastornos mentales. En mi experiencia, los factores que más ayudan a prevenir la depresión son aprender a expresar los sentimientos, tener una buena red de apoyo emocional, evitar el uso de alcohol y sustancias tóxicas, tener un diálogo interno equilibrado y pedir ayuda.

17

ANSIEDAD

La **ansiedad es una respuesta normal ante situaciones de peligro o estrés.** Cuando esta respuesta se vuelve crónica o desproporcionada —ante peligros reales o imaginados—, genera efectos negativos en la salud mental y física.

Habitualmente, las personas con trastornos de ansiedad suelen experimentar miedo y preocupación de manera intensa y excesiva. Sus síntomas son muy variados y van desde palpitaciones, dolor en el pecho, temblor, sudoración, tensión muscular, dificultad para respirar, vértigo, pitos en los oídos (*tinnitus*), visión borrosa, sensación de nudo en la garganta hasta dolor abdominal, náuseas, estreñimiento, diarrea, frío, calor, hormigueos, dolor de cabeza, dificultad para mantener la concentración, irritabilidad y cambios de estado de ánimo.

La ansiedad se manifiesta a través de tres componentes o sistemas de respuesta principales:

1. *Cognitivo*: qué pensamos ante una situación (preocupación).
2. *Fisiológico*: qué sentimos o cómo reacciona nuestro organismo (cambios en la frecuencia cardíaca, en la respiración, en la temperatura).
3. *Motor*: cómo actuamos ante dicha situación percibida como amenazante (inquietud, evitación).

Los trastornos de ansiedad interfieren en las actividades de la vida cotidiana y pueden deteriorar la vida familiar, social y escolar o laboral de una persona. Según la OMS, se calcula que un 4% de la población mundial padece actualmente un trastorno de ansiedad.

La ansiedad se puede volver patológica cuando es desadaptativa e interfiere con la actividad básica previa. Se hace consciente la sensación de gran temor, desgaste y cansancio. Además, puede cambiar los niveles de energía, llevando a un agotamiento físico y mental. Se presenta con frecuencia una situación bidireccional en donde la ansiedad se asocia con cansancio y el cansancio puede disparar la ansiedad.

Dentro de las causas que generan este cansancio está el agotamiento físico, que se produce de forma secundaria a la sensación de amenaza que se genera por la percepción de un peligro inminente, la cual lleva al organismo a prepararse para responder a la amenaza generando alerta y desgaste constante. Es como sentirse siempre amenazado, y, por lo tanto, listo para correr, para defenderse, para huir, gastando energía en esa preparación.

Además, la situación de hiperalertamiento que produce la ansiedad genera tensión muscular sostenida, lo que provoca cansancio y dolor. Además, es muy frecuente que se presenten bruxismo, espasmos cervicales y lumbares que empeoran el cansancio físico.

Asimismo, la ansiedad puede generar cansancio mental, ya que se presentan pensamientos constantes, intrusivos, con múltiples preocupaciones, y pensamientos obsesivos, generalmente catastróficos, anticipándose al futuro de una manera prejuiciada y negativa.

Las personas que padecen ansiedad con frecuencia tienen dificultades para conciliar el sueño, ya que la alarma que se genera a nivel de la amígdala con la expectativa de una situación de peligro hace que tengan la necesidad de estar despiertas y alertas para poderse defender de esa posible situación. A esto se suma el hecho de que los pensamientos intrusivos también dificultan el poder apaciguar la mente para dormir.

En ocasiones, la ansiedad genera sensación de náusea y falta de apetito, lo que lleva a una baja ingesta de alimentos y a mayor cansancio.

Cuando se sufre de ansiedad, en este desgaste físico y mental que se genera también es frecuente que algunas personas puedan presentar depresión, lo que a su vez también produce cansancio con mayor facilidad.

El cansancio, en algunas ocasiones, es la señal que están enviando el cuerpo y el cerebro para que la persona encuentre un mecanismo de afrontamiento más efectivo frente a la situación de estrés. Cuando la ansiedad y el cansancio se cronifican, se pueden presentar también cambios de memoria, del estado de ánimo, de la libido, del sistema inmune, cardiovascular y gastrointestinal.

Existen diversos tipos de trastornos de ansiedad, entre los que se encuentran:

TRASTORNO DE ANSIEDAD GENERALIZADA

Preocupación persistente y excesiva por actividades o eventos cotidianos. Los síntomas producen malestar generalizado (palpitaciones, dolor en el pecho, sudoración, palidez, diarrea, temblor, dificultad para respirar, etc.).

FOBIAS ESPECÍFICAS

Son respuestas ansiosas superiores a lo normal frente a un estímulo concreto (fobia a las alturas, a tener una enfermedad, a los payasos, a los insectos, a viajar en avión, a estar en lugares cerrados, entre otras).

Son frecuentes las agorafobias (miedo a estar en espacios abiertos o a estar en espacios o situaciones donde la huida es difícil, con sensación de estar atrapado, indefenso), las **fobias simples** (miedos intensos e irracionales a objetos o situaciones concretos que llevan a conductas de evitación y angustia) y las fobias sociales (miedo a estar expuesto a la observación de otros, con una marcada sensación de vergüenza, de ser humillado, criticado, rechazado).

EL TRASTORNO DE ESTRÉS POSTRAUMÁTICO

Ocurre cuando la persona ha sufrido un acontecimiento traumático en el que su vida ha corrido peligro.

La situación de peligro puede suceder en una o más de las siguientes formas: experimentar directamente el evento traumático, ser testigo, en persona, del evento traumático que les ocurrió a otros, saber que un familiar o amigo experimentó un evento traumático o fue amenazado, o estar reiteradamente expuesto a detalles explícitos de eventos traumáticos (esto, por ejemplo, es frecuente en personal de rescate).

TRASTORNO OBSESIVO COMPULSIVO (TOC)

Las personas con este trastorno tienen pensamientos y temores indeseados e intrusivos (obsesiones) que ocurren de forma repetitiva, ante los cuales sienten la necesidad de reaccionar con conductas o actos mentales repetitivos que se sienten impulsados a hacer (compulsiones, rituales) a fin de disminuir o evitar la ansiedad que les provocan las obsesiones.

La mayoría de las personas con TOC saben que sus compulsiones "no tienen sentido", pero no las pueden evitar. A veces, creen que son la única manera de impedir que les suceda algo malo, y pueden ofrecerle un alivio temporal a la ansiedad.

Las *obsesiones* se definen como pensamientos, ideas, sensaciones, impulsos o imágenes mentales que se repiten constantemente. Estos pensamientos, impulsos o imágenes mentales son indeseados y se sienten ajenos al control de la persona, por lo que causan mucha ansiedad o estrés.

Las *compulsiones* se definen como conductas o actos mentales de carácter recurrente, conscientes y estereotipadas, que se llevan a cabo con el fin de calmar o prevenir la ansiedad. Cuando el individuo se resiste a realizar la compulsión, su ansiedad se intensifica.

Las compulsiones más comunes son las relacionadas con tareas de lavado o limpieza, comprobaciones, exigencias de certeza, el orden de los objetos, y actos repetitivos como contar números, rezar, repetir palabras.

¿CÓMO SE DIAGNOSTICA?

El diagnóstico de ansiedad es clínico, lo que quiere decir que se basa en la historia clínica, el examen mental que se realiza al paciente, y la pericia del evaluador para identificar el cuadro.

Se realiza un examen físico para evaluar el estado de salud general de la persona y se revisan sus antecedentes para descartar que la ansiedad se deba a un reiterado consumo de alcohol o sustancias o a una condición médica asociada.

Existen algunas escalas o cuestionarios psicológicos que ayudan a orientar el diagnóstico.

No existen exámenes de laboratorio específicos que diagnostiquen o confirmen la ansiedad, pero en muchas ocasiones se practican diferentes analíticas, como electrocardiograma, electroencefalograma o tomografía cerebral, para realizar un diagnóstico diferencial y descartar otras causas de los síntomas detectados.

Para el diagnóstico de ansiedad generalizada, el sujeto debe haber estado padeciendo la mayoría de los días, por más de seis meses, de una ansiedad excesiva y sobrepreocupación en relación con una amplia gama de situaciones y actividades. A su vez, debe haber tenido dificultades para controlar ese estado de constante preocupación y aprehensión, acompañado de al menos otros tres síntomas como inquietud, fatiga prematura, desconcentración, irritabilidad, tensión muscular y trastornos en el sueño.

El trastorno de estrés postraumático se diagnostica cuando una persona desarrolla sintomatología por más de un mes: **reexperimentación intensa del evento traumático a través de síntomas intrusivos como recuerdos angustiantes, pesadillas y malestar psicológico** intenso al exponerse a estímulos parecidos o asociados. Puede aparecer tendencia a evitar lo que pueda recordar el trauma o incluso una incapacidad para recordar aspectos importantes de este, reducción del interés en actividades antes placenteras, desapego, sensación de un futuro de desolación, cambios cognitivos y emocionales.

Según el CDC, para diagnosticar el TOC se requiere que las obsesiones o compulsiones consuman mucho tiempo (más de una hora por día), o que causen una intensa angustia o interfieran de forma significativa con las actividades diarias de la persona.

¿CÓMO SE TRATA?

Los pilares del manejo de la ansiedad son la psicoterapia, la adopción de hábitos sanos de vida, y en algunas ocasiones se requiere de uso de medicamentos específicos.

Es recomendable **realizar ejercicio con regularidad,** ya que este ayuda a disminuir la ansiedad y a promover un mejor sueño. Las técnicas de relajación como la meditación y la atención plena también son efectivas para calmar la mente y atenuar el cansancio. **También es ideal encontrar un plan de alimentación** que se ajuste a las necesidades personales y que ayude a disminuir los síntomas, evitar o reducir el consumo de bebidas alcohólicas, desarrollar una rutina de sueño saludable, cultivar una buena red de apoyo, tener tiempos de recreación, aprender a manejar los pensamientos intrusivos y establecer rutinas y límites.

TIPS PARA RECORDAR

Para Paracelso, "la dosis hace al veneno" se parangona con la afirmación "según la magnitud de la ansiedad, esta es tóxica o enfermiza cuando es desproporcionada". Esto implica que hay una dosis (de ansiedad) que es normal, más allá de la cual se torna desadaptativa. La ansiedad que interfiere con la vida cotidiana es patológica.

En mi experiencia, las demoras en tomar la decisión de consultar a un experto repercuten en el éxito del tratamiento. La ansiedad, como la sal, se usa en pequeñas dosis; en grandes cantidades, es tóxica.

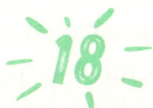

TRASTORNO POR DÉFICIT DE ATENCIÓN CON HIPERACTIVIDAD DEL ADULTO (TDAH)

El trastorno por déficit de atención e hiperactividad comprende una combinación de problemas persistentes, como dificultad para prestar atención, hiperactividad y conducta impulsiva. Para efectos de la lectura de este libro, el tema hará referencia solamente a la patología en los adultos.

EL TDAH se clasifica en tres tipos principales:

1. Presentación de predominio inatento, en el que sobresalen las dificultades para mantener la atención, distracción constante, olvidos, problemas para organizarse, lentitud para a iniciar o terminar tareas.

2. Presentación con predominio hiperactivo-impulsivo, en el que se presentan inquietud, impulsividad en decisiones o conversaciones, interrupción a otros, dificultad para esperar el turno, dificultad para gestionar el tiempo, tendencia a actuar sin pensar.

3. Presentación combinada, que es la forma más frecuente, en donde se mezclan los síntomas de inatención, hiperactividad e impulsividad.

El TDAH puede llevar a relaciones inestables, mal desempeño en el trabajo o en la escuela, dificultad para realizar las tareas cotidianas, baja autoestima, cambios en el sueño, cansancio, inquietud, dificultad para manejar el tiempo, cambios de humor, irritabilidad y dificultad para iniciar y terminar tareas.

Muchas personas con TDAH pueden aparentar tener mucha energía y mantener una capacidad de acción y movimiento aceptables, pero lo cierto es que también pueden experimentar cansancio y agotamiento dado el esfuerzo y gasto de energía que presentan.

El cansancio entonces puede ser causado por la hiperactividad física o la hiperactividad mental, pero también puede presentarse por alteraciones en el sueño y sobrecarga sensorial.

La hiperactividad física es uno de los numerosos signos del TDAH. Este rasgo particular se define como **inquietud física o intranquilidad** que puede causar malestar y comportamiento impulsivo, situación que hace que completar un proyecto sea un desafío, y este desgaste habitualmente genera cansancio crónico.

La hiperactividad mental puede llevar a una dificultad para escuchar y procesar la información, falta de concentración en una tarea o dificultad para prestar atención o dificultad para seguir instrucciones, situaciones que a su vez generan un mayor esfuerzo para cualquier actividad y facilitan la aparición de cansancio.

Las personas con TDAH **del tipo inatento** pueden presentar dificultades para mantener la concentración, prestar atención a los detalles, escuchar con atención, no logran organizarse en sus actividades, y, además, se les dificulta tener un esfuerzo mental sostenido. Se conocen como olvidadizos, y aunque su hiperactividad no se manifiesta físicamente, el cansancio en ellos se genera por todas las situaciones descritas anteriormente.

Con respecto al sueño, es frecuente que se presente en las personas con déficit de atención con hiperactividad, que pasan más tiempo en la cama, pero tienen menos sueño eficiente. Además, les cuesta levantarse, ya que es frecuente que su sueño tenga un patrón inestable y que se presenten movimientos periódicos de las piernas, y como resultado de todo lo anterior, presentan somnolencia diurna y cansancio.

Por todo esto es frecuente que las personas con trastorno de déficit de atención con hiperactividad se sientan invadidas, abrumadas por el exceso de información sensorial. Esta sobrecarga se presenta porque la percepción de estímulos como ruidos fuertes, luces brillantes y olores intensos los inundan y generan una sensación de niebla mental, agotamiento y cansancio.

¿CÓMO SE DIAGNOSTICA?

Es importante que el diagnóstico sea hecho por personal idóneo, puesto que hoy es muy frecuente que en redes sociales se encuentren listas de síntomas en las que es muy fácil encajar en diferentes patologías. Pero existen diversas causas que afectan la atención y el desempeño, no solo el trastorno de déficit de atención con hiperactividad.

Como en toda situación médica se requiere de una entrevista para identificar la situación actual y los síntomas que se presentan, ponderar la interferencia que tienen estos en la vida cotidiana, en cómo lo ven los familiares y allegados, y si estos comenzaron en la infancia o en la adolescencia, o si aparecieron por primera vez en la adultez.

Se realizan una historia clínica completa y un examen físico completo, se revisan el funcionamiento académico, social y emocional y el nivel de desarrollo del individuo; también es muy importante descartar otras situaciones como ansiedad y depresión, y se revisan con cuidado los antecedentes familiares.

No existe una prueba única para diagnosticar el TDAH, sino que se aplican diferentes escalas que ayudan a orientar el diagnóstico, teniendo en cuenta los criterios del DSM-5:

Falta de atención:

- No logra prestar atención adecuada a los detalles, o comete errores por descuido en las actividades escolares, en el trabajo o en otras actividades.
- Pareciera que no escucha cuando se le habla directamente.
- No cumple las instrucciones y no logra completar las actividades.
- Tiene problemas para organizar tareas y actividades.
- Evita, le disgustan o se niega a hacer tareas que requieren realizar un esfuerzo mental durante un periodo prolongado.
- Pierde cosas necesarias para las tareas y actividades (p. ej. lápices, libros, herramientas, billeteras, llaves, papeles, anteojos, teléfonos celulares).
- Se distrae con facilidad.
- Se olvida de las cosas durante las actividades diarias.

Manifestaciones de hiperactividad e impulsividad:

- Se mueve nerviosamente o da golpecitos con las manos o los pies, o se retuerce en el asiento.
- Deja su asiento en situaciones en las que se espera que se quede sentado.
- Corre o trepa en situaciones en las que no es adecuado (en adolescentes o adultos puede limitarse a una sensación de inquietud),
- Se encuentra "en movimiento" y actúa como si "lo impulsara un motor".
- Habla de manera excesiva.
- "Suelta una respuesta" antes de que se termine la pregunta,
- Le cuesta esperar su turno.
- Interrumpe a otros o se entromete (p. ej., se mete en conversaciones o juegos ajenos).

Dado que los síntomas pueden cambiar con el paso del tiempo, la presentación también puede cambiar con el tiempo.

¿CÓMO SE TRATA?

El manejo debe ser por personal calificado y en equipo, para abordar las diferentes situaciones alrededor de la atención, la hiperactividad, la impulsividad, el cansancio, las dificultades con el patrón de sueño y alimentación y para ejecutar y finalizar las actividades.

El tratamiento para el TDAH en adultos es similar al del TDAH en niños; incluye medicamentos, asesoramiento psicológico (psicoterapia) y terapia ocupacional.

Se recomienda buscar rutinas como llevar listas, escribir un diario o tener una agenda que ayuden a organizar la vida cotidiana. Mantener llaves y otros artículos cotidianos importantes en lugares específicos. Hacer ejercicio, pues este no solo ayuda a la salud cardiovascular y al estado de ánimo, sino también a canalizar la energía extra. Es clave buscar pasatiempos que se puedan mantener a lo largo del tiempo y mantener una alimentación balanceada, acorde a la edad, el estilo de vida y los gustos de cada uno, evitando en la noche los alimentos con alto contenido de azúcar.

El tratamiento también se enfoca en ayudar a formar y mantener relaciones, establecer y seguir reglas, planificar y completar tareas, dividir las tareas grandes en tareas pequeñas y más manejables, desarrollar y seguir un horario, con recordatorios y alarmas, manejar del estrés, encontrar nuevas formas de enfocarse y de reaccionar a situaciones diarias y potenciar la autoestima.

TIPS PARA RECORDAR

La atención es un proceso fundamental para el ejercicio de toda la función cognitiva. En las personas que presentan TDHA se busca justamente encontrar estrategias que ayuden a mejorarla, aprendiendo a priorizar, a organizarse, a manejar recursos cotidianos y tecnológicos que les ayuden en el desempeño y la organización de las tareas.

En mi experiencia, para el manejo exitoso del TDHA es muy importante que se logre regular la "inundación" de estímulos y que se maneje la ansiedad si está presente.

19

ADICCIONES

Según la OMS, una "adicción consiste en el consumo repetido de sustancias psicoactivas que causan en el consumidor un deseo compulsivo de consumir y una gran dificultad para interrumpir el consumo"[3]. La adicción ocurre cuando los individuos buscan compulsivamente sustancias por sus efectos, a pesar de sus consecuencias negativas.

El trastorno por el consumo de sustancias es una enfermedad que afecta el cerebro y el comportamiento de una persona y da lugar a una incapacidad para controlar el consumo. El alcohol, la marihuana y la nicotina también se consideran sustancias adictivas.

La adicción a las sustancias puede comenzar por curiosidad o por uso recreativo en situaciones sociales. En otras ocasiones, sobre todo con el consumo de opioides y benzodiazepinas, la adicción comienza después de que se toman medicamentos para manejar un momento de dolor agudo o en un posoperatorio o cuando el personal de salud se autoformula. También suele suceder que algunos que tienen receta médica compartan sus medicamentos con otras personas que no tienen prescripción, lo cual puede contribuir al uso indebido y la adicción.

---

[3] Rodríguez, 2024.

En las adicciones se presentan tolerancia y abstinencia. La tolerancia se puede explicar como la necesidad de aumentar la dosis o cantidad de la sustancia para conseguir los efectos deseados o como una considerable reducción del efecto cuando se consume la dosis habitual. En otras palabras, como resultado de la administración progresiva de la sustancia, la persona presenta menor sensibilidad a ella y requiere mayor dosis. El cuerpo se adapta a la droga y necesita cada vez más para sentir el efecto deseado. La abstinencia es el conjunto de reacciones físicas y psicológicas que suceden cuando una persona con una adicción deja de consumir la sustancia, o cuando consume menos dosis de la que solía tomar. En este periodo es posible que el sujeto consuma la sustancia para aliviar los síntomas.

Las personas con adicciones suelen presentar problemas en la escuela o en el trabajo, como ausencias frecuentes, desinterés repentino en las actividades cotidianas, menor desempeño y rendimiento en la actividad; problemas de salud física, como cansancio, falta de energía y motivación, pérdida o aumento de peso, ojos rojos, sequedad de boca, taquicardia, menor coordinación motora, congestión nasal, temblor o dificultades para hablar (estos cambios físicos dependen mucho del tipo de sustancia que se consuma); cambios en la conducta, pues evitan a la familia y a los amigos, se tornan muy reservados, descuidan su aseo personal y apariencia; cambios mentales, pues presentan oscilaciones marcadas del estado de ánimo, euforia, ansiedad, ataques de pánico, aislamiento, irritabilidad, impulsividad, disminución de la agudeza mental, lentificación del pensamiento, alucinaciones, paranoia, insomnio, y problemas de dinero (lo piden de forma repetida y sin explicación razonable, a veces incurren en robos, pueden desaparecer objetos de sus casas).

El consumo *per se* y las consecuencias físicas del consumo o de la abstinencia pueden generar cansancio.

¿CÓMO SE DIAGNOSTICA?

Como en todos los casos que requieren atención especializada, se realiza una historia clínica completa, se interroga por consumo específico de sustancias, la edad de inicio (a más temprana, se producen más cambios en el cerebro), y sus efectos en la capacidad de desempeñar las tareas cotidianas, y se explora si existe alguna presión de grupo que facilite o fomente el consumo.

Además, se evalúan los antecedentes familiares, puesto que la adicción a las sustancias es más común en algunas familias, así que, si hay predisposición genética, esto probablemente implica un riesgo mayor.

También se exploran antecedentes personales y familiares de depresión, trastorno por estrés postraumático, déficit de atención o trastorno por déficit de atención e hiperactividad, ya que en estos casos se tienen más probabilidades de desarrollar una adicción a las sustancias adictivas.

Se realiza un examen físico para determinar el tipo de cambios o secuelas que esté generando el consumo de sustancias, se evalúa la red de apoyo familiar, se pueden realizar mediciones de tóxicos en sangre y orina y se exploran síntomas o conductas específicas de adicción, como tener una necesidad tan intensa de consumir la droga con frecuencia, que no deja de pensar en otra cosa; necesitar una dosis mayor para obtener el mismo efecto; gastar mucho dinero para comprarla; no cumplir con obligaciones y responsabilidades; continuar con su uso, a pesar de tener claro que es la raíz de los problemas; fracasar en los intentos de dejar de consumirla y experimentar síntomas de abstinencia cuando se intenta suspender, entre otros.

Según el DSM-5, para diagnosticar el trastorno por consumo de sustancias deben cumplirse dos criterios de estos durante doce meses:

- Uso peligroso.
- Problemas sociales o interpersonales relacionados con el consumo.
- Incumplimiento de los principales roles por su consumo.
- Síndrome de abstinencia.
- Tolerancia, uso de mayor cantidad de sustancia o más tiempo.
- Intentos repetidos de dejarlo o controlar el consumo.
- Emplear más tiempo del que se pensaba en actividades relacionadas con el consumo.
- Tener problemas físicos o psicológicos relacionados con el consumo.
- Dejar de hacer otras actividades debido al consumo.

¿CÓMO SE TRATA?

Siempre se requiere manejo especializado, y en muchas ocasiones, además, el tratamiento debe ser multidisciplinario. A veces se requiere manejo intramural (internación) para suspender la sustancia y manejar los síntomas de abstinencia. Además, es necesario un proceso de psicoterapia para el manejo de la adicción y de las posibles comorbilidades (otras enfermedades asociadas) que se presenten.

En ocasiones se requieren medicamentos para reducir los síntomas de abstinencia y el deseo de consumir sustancias adictivas, pero estos medicamentos deben ser prescritos y supervisados por profesionales de la salud especializados en adicciones.

También se pueden requerir grupos de ayuda, apoyo a la familia, terapias de grupo y psicoeducación. Se trabaja mucho en la prevención de recaídas, que suelen ser muy frecuentes.

TIPS PARA RECORDAR

Siempre debemos cuestionarnos por qué repetimos una acción que sabemos de antemano que es nociva o negativa para nosotros.

Existen múltiples caminos para llegar a ser adicto, incluso cuando al inicio aparente una conducta agradable, placentera o constructiva. Toda adicción termina desadaptando y desestructurando la propia personalidad.

En caso de detectar señales de alarma que indiquen una posible adicción, es muy importante pedir ayuda. Inicialmente puedes buscar atención en el área de salud mental en tu entidad prestadora de salud, donde te atenderán y te indicarán otros pasos a seguir.

Ten en cuenta que en la mayoría de las ciudades existen líneas de atención y programas para atención en adicciones. Te dejo algunos datos que pueden ser de utilidad:

En Colombia:
Línea psicoactiva
018000112439
Línea123
Línea 106 "El poder
de ser escuchado".

En Argentina:
Línea 141

En Costa Rica
IAFA Te Ayuda,
8004232800

En Chile:
Fono Drogas
y Alcohol 1412

En Ecuador:
Línea 171 Ministerio
de Salud Pública

En El Salvador:
Fosalud
50325289727

En España:
Servicio de Preven-
ción de Adicciones
PAD 914800080

En Estados Unidos:
SAMHSA, Línea
Nacional de Ayuda
18006624357, en
inglés y en español.

En Guatemala:
Línea 1538 SECCATID

En México:
Línea de la Vida
8009112000

En Panamá:
Línea 147 MIDES

En Perú:
Línea 1815 Habla
Franco

En Puerto Rico:
Línea PAS
18009810023

En Venezuela:
Línea 0800 SINDRO-
GAS 08007463764

-20-

OBESIDAD

Según la OMS, "el *sobrepeso* y la *obesidad* son la consecuencia de un desequilibrio entre la ingesta calórica (alimentación) y el gasto calórico (actividad física)". La obesidad es multi-factorial, lo que quiere decir que tiene varias causas, entre ellas, factores psicosociales, variantes genéticas, biológicas y un entorno obesogénico. El entorno obesogénico se refie-re a la poca disponibilidad de alimentos saludables, mayor consumo de alimentos ultraprocesados, exposición constan-te a publicidad de alimentos poco nutritivos, estilo de vida sedentario, falta de espacios accesibles para actividad física.

La obesidad es una de las condiciones médicas que genera mayor alarma, pues tiene múltiples impactos en la salud ya que puede aumentar el riesgo de diabetes tipo dos, enferme-dades del corazón y algunos tipos de cáncer. También puede afectar la salud ósea, el sueño, la capacidad de movimiento y la reproducción.

El cansancio en personas con obesidad no se debe úni-camente al exceso de peso, sino que es el resultado de una combinación de factores que afectan diversos sistemas del organismo. En este orden de ideas, el sedentarismo (por su disminución de la masa muscular y resistencia física), las complicaciones metabólicas y cardiovasculares, las compli-caciones articulares principalmente de rodillas y caderas (el dolor y la limitación de movimiento que disminuyen la actividad diaria), la apnea del sueño (al llevar a un descanso no reparador) y los fenómenos inflamatorios crónicos asociados pueden ser factores que faciliten la aparición del cansancio.

En resumen, el cansancio asociado con la obesidad es multifactorial, e involucra aspectos físicos, metabólicos y fisiológicos que interactúan y lo exacerban.

¿CÓMO SE DIAGNOSTICA?

El diagnóstico del sobrepeso y la obesidad se efectúa midiendo el peso y la estatura de la persona y calculando el índice de masa corporal (IMC): peso (kg)/estatura^2 (m^2).

En el caso de los adultos, la OMS los define así:

Sobrepeso: IMC igual o superior a 25
Obesidad: IMC igual o superior a 30

Este índice es un marcador indirecto de la grasa y existen mediciones adicionales, como el perímetro de la cintura, que pueden ayudar a diagnosticar la obesidad. Para tomar la medida del perímetro abdominal, la persona debe estar de pie y, después de haber expulsado el aire, debe rodear su abdomen con la cinta métrica a la altura del ombligo.

El diagnóstico de obesidad en hombres con la medida de la circunferencia de la cintura superior se da cuando es mayor a 102 centímetros, y en las mujeres cuando es superior a 88 centímetros.

El índice cintura/cadera (C/C) también se ha propuesto como un buen predictor de alteraciones orgánicas secundarias a la obesidad. Para calcularlo, se hacen dos mediciones.

En primer lugar, se toma el perímetro de la cintura como ya se indicó. Posteriormente, se mide el perímetro máximo de la cadera a nivel de los glúteos (es decir, donde los glúteos alcanzan su máxima anchura). Al tener estas medidas, se obtiene el índice C/C cuando se les divide entre sí con la siguiente fórmula:

$$\frac{\text{Cintura (cm)}}{\text{Cadera (cm)}}$$

La OMS establece unos **niveles normales** para el índice Cintura-Cadera de aproximadamente:

ICC de 0,71-0,85 en mujeres
ICC de 0,78-0,94 en hombres

Entonces, si se obtienen unos valores iguales o superiores a los indicados podemos hablar de obesidad abdominovisceral. Esta situación se asocia a un mayor riesgo cardiovascular y a un aumento de la probabilidad de contraer enfermedades como hipertensión arterial o diabetes.

El diagnóstico de sobrepeso y obesidad no solo requiere de la toma de las diferentes medidas, sino que también de una evaluación completa de historia clínica, factores desencadenantes, hábitos de vida, historia familiar, examen físico y exámenes complementarios que buscan evaluar si el peso está generando alguna situación de riesgo.

¿CÓMO SE TRATA?

Es muy importante tener en cuenta que cada caso debe tratarse con un plan individual de acuerdo con lo que se haya encontrado en la evaluación integral.

Se recomienda ser muy cuidadoso con los planes nutricionales, que siempre deben ser indicados y supervisados por un profesional idóneo. En la actualidad es muy frecuente que muchas personas aprovechen su posicionamiento y reconocimiento en las redes sociales para compartir su experiencia "personal" con respecto a la alimentación y terminen dando pautas, indicaciones o tratamientos sin respaldo científico, generando riesgos para la salud de las personas que siguen estas recomendaciones basadas en la experiencia personal del *influencer* y no en una formación académica que permita indicar a cada persona lo que requiere según su estado médico, sus hábitos, su edad, la actividad física que realiza, las posibles enfermedades que pueda tener, sus preferencias nutricionales, etcétera.

El manejo debe ser integral, incluyendo orientación nutricional, actividad física, apoyo emocional, asesoría a la familia, asesoría en preparación de alimentos y manejo de las patologías comórbidas si estas existen.

En algunas ocasiones se pueden requerir medicamentos específicos o cirugía, que ayuden al control del peso para disminuir los riesgos de padecer diferentes enfermedades.

La OMS tiene sugerencias que pueden reducir el riesgo, adoptando una serie de intervenciones preventivas en cada etapa del ciclo vital, como intentar que el aumento de peso en el embarazo no sea excesivo, practicar la lactancia materna exclusiva por mínimo seis meses y ojalá hasta los veinticuatro, promover entre los niños la alimentación saludable y la actividad física, limitar el uso de pantallas y el consumo de alimentos o bebidas de alto contenido calórico y disfrutar de una vida sana.

TIPS
PARA RECORDAR

La obesidad se ha duplicado en los últimos años, lo que hace que sea un grave problema actual de salud pública.

En mi experiencia, es importante señalar que no es útil ni terapéutico descalificar ni actuar con prejuicios en el abordaje de esta problemática. Evolucionemos desde la cultura de la dieta hacia la cultura del bienestar.

BONUS

En esta parte expliqué veinte situaciones médicas que pueden asociarse al cansancio. No son las únicas, pero sí son las más frecuentes, según mi experiencia. Además de estas, también hay que tener en cuenta otras patologías que, por su gravedad y especificidad, merecen capítulos médicos aparte. Me limitaré a nombrarlas y a hablar de sus características principales relacionadas con el cansancio, no porque no sean importantes, sino porque son demasiado específicas y requieren un abordaje más completo, complejo y especializado.

CÁNCER

Las personas con cáncer manifiestan con frecuencia que se sienten muy agotadas, débiles, desganadas, desgastadas o extenuadas. Algunas personas pueden sentirse tan cansadas que no tienen ánimos para conversar, comer, caminar de una habitación a otra, peinarse, lavarse los dientes o incluso utilizar el control del televisor.

El cáncer y el tratamiento contra este pueden cambiar los niveles normales de proteínas y de hormonas que están vinculados a procesos inflamatorios, lo que puede ocasionar o empeorar el cansancio. Como el tratamiento elimina o afecta tanto a células normales como a células cancerosas, esto conduce a una acumulación de residuos celulares. El organismo debe, entonces, utilizar energía adicional para limpiar y reparar el tejido lesionado o eliminado.

Las personas con cáncer a menudo experimentan otras situaciones que pueden contribuir a aumentar el cansancio, tales como los procedimientos quirúrgicos, las terapias inmunosupresoras, los tratamientos de radioterapia, las angustias propias de la enfermedad, el miedo por el futuro, el temor al dolor y la muerte, los cambios en el nivel de actividad y los cambios en la dinámica biológica de sus defensas, glóbulos rojos, electrolitos y hormonas.

CUADROS INFECCIOSOS SEVEROS

Las infecciones virales, bacterianas y por hongos pueden causar cansancio al obligar al cuerpo a trabajar más para combatir la infección. La gripa o el resfriado común son una causa frecuente de cansancio que suele resolverse pasado el cuadro viral (excepto el covid prolongado).

INSUFICIENCIA HEPÁTICA AGUDA O CRÓNICA

Es una **alteración grave en la que el hígado deja de realizar sus funciones fisiológicas y metabólicas de manera normal.** En esta enfermedad, el hígado va perdiendo sus funciones de manera gradual o repentina, causando síntomas como náuseas, vómitos, somnolencia, confusión, temblor, hinchazón en el abdomen, pérdida del apetito, hipoglicemia, entre otros, que pueden llevar al cansancio excesivo.

NEFROPATÍA (ENFERMEDAD RENAL)

Ocurre cuando los riñones pierden gradualmente su función. Entre los diversos síntomas que esto genera se encuentra el cansancio persistente debido a la acumulación de desechos y líquidos en el organismo. En ocasiones la nefropatía también puede cursar con náuseas, vómito y diarrea, que a su vez son también causa de cansancio.

EPOC (ENFERMEDAD PULMONAR OBSTRUCTIVA CRÓNICA)

Esta patología afecta la entrada de aire a los pulmones. Se presenta con dificultad para respirar —especialmente durante la actividad física— y tos crónica. El cansancio, en este caso, se debe por lo general a la falta de oxigenación adecuada. El enfisema y la bronquitis crónica son las dos afecciones más comunes que contribuyen a la enfermedad pulmonar obstructiva.

ENFERMEDAD CARDIOVASCULAR

La enfermedad cardiovascular es la que afecta el corazón o los vasos sanguíneos. Entre estas se encuentran la hipertensión, la insuficiencia cardíaca, las arritmias, las cardiopatías congénitas, las endocarditis, el infarto del miocardio y la insuficiencia venosa. Estas patologías pueden generar cansancio por la disminución de la capacidad de bombeo del corazón, cuando los músculos reciben menos sangre. Esto conlleva a una falta de nutrientes y a un déficit de oxígeno, lo que a su vez hace que los músculos se cansen más rápido; además, la disminución de bombeo del corazón puede llevar a que se congestionen los pulmones y se dificulte la respiración.

La insuficiencia venosa es la incapacidad de las venas para realizar el adecuado retorno de la sangre al corazón. Las venas se dilatan, se acumula la sangre en las venas de las piernas y se produce hinchazón, pesadez y cansancio.

ESCLEROSIS MÚLTIPLE

Es una enfermedad del cerebro y la médula espinal (el sistema nervioso central). Es una afección desmielinizante inflamatoria que resulta de un ataque autoinmune a la vaina protectora (*mielina*) que recubre las fibras nerviosas y causa problemas de comunicación neuronal, interrumpiendo los impulsos eléctricos entre el cerebro y el resto del cuerpo y generando cicatrices (placas o esclerosis). Con el tiempo, la enfermedad puede provocar el deterioro o el daño permanentes de las fibras nerviosas.

En esta condición, el cansancio puede deberse a los daños del sistema nervioso central propio de la enfermedad o puede ser secundario a las dificultades de movimiento, problemas respiratorios, efectos secundarios de la medicación, problemas de sueño, dolor muscular, o inactividad.

MEDICAMENTOS Y TRATAMIENTOS

En algunas ocasiones, medicamentos como quimioterapia, radioterapia, analgésicos, medicamentos para el corazón, la hipertensión y antidepresivos pueden generar cansancio como parte de sus efectos adversos.

SEGUNDA PARTE

BASES PARA PREVENIR EL CANSANCIO EXTREMO

Antes que nada, quiero empezar hablándote del descanso activo o la recuperación activa, que se refieren a realizar un tipo de movimiento menos intenso que el exigido para los entrenamientos regulares. Al trabajar en una intensidad más baja, se aumenta la recuperación del entrenamiento anterior, pues se aumenta el flujo sanguíneo, así que llegan más oxígeno y nutrientes a los músculos y a los tejidos. Esto también contribuye a eliminar los productos de desecho que se acumulan en el organismo.

En la vida cotidiana, el descanso activo implica movimiento: actividades y esfuerzos menores a los de la actividad diaria, con lo que se logra darle un respiro al cuerpo, sin ser sedentarios. Se reduce así el estrés del día a día, pues se realizan actividades que generan bienestar y placer. Sin embargo, es necesario resaltar que la recuperación pasiva, esa en la que estamos un buen tiempo en cama, en piyama, en el sofá viendo películas, durmiendo un poco más, también es necesaria.

Al encontrar la dosis perfecta de cada uno de los tipos de descanso e ir ensayando y escuchando al cuerpo, podremos identificar los tipos de hábito que resulten óptimos para organizar nuestra rutina sana de vida.

Para entender la necesidad del descanso, es importante tener en cuenta conceptos básicos sobre cómo funciona el sistema nervioso autónomo, que se refiere a la parte del sistema nervioso que regula las acciones involuntarias, tales como los latidos cardíacos, la presión arterial, la dilatación de los vasos sanguíneos, la respiración, la temperatura, el metabolismo, la micción, la defecación, y la respuesta sexual. Entonces, podemos decir que este sistema inerva vasos sanguíneos, estómago, intestino, hígado, riñones, vejiga, genitales, pulmones, corazón, glándulas sudoríparas, salivales y digestivas.

El **sistema nervioso autónomo simpático** prepara al organismo para la lucha o la huida, y, por lo tanto, aumenta la frecuencia cardíaca, dilata las vías respiratorias para facilitar la respiración, libera energía, aumenta la fuerza muscular y la sudoración, dilata las pupilas y hace más lentos los procesos corporales menos importantes frente a la emergencia, como la digestión y la micción. Cuando se dan múltiples activaciones del sistema simpático, como sucede por la ansiedad, el estrés laboral, la competencia, etc., se genera mayor desgaste y sensación de cansancio.

Por otro lado, el **sistema nervioso autónomo parasimpático** busca conservar y restaurar, promoviendo un estado de calma, relajación, regulación, recuperación y descanso. Este sistema disminuye la frecuencia cardíaca y la presión arterial, estimula al tubo digestivo y disminuye el tamaño de la pupila. El principal nervio representante de este sistema es el nervio vago.

Así, entonces, el balance entre los sistemas **simpático y parasimpático** es necesario para mantener el equilibrio del organismo, la homeostasis y la salud general.

Como ya sabes, uno de los mayores elementos que intervienen en la sensación de cansancio es el estrés. **El estrés** es una amenaza al equilibrio (homeostasis) del cuerpo. Frente a este, el organismo activa automáticamente varias formas de adaptación, que incluyen diversos sistemas con nombres complejos (el sistema nervioso autónomo simpático y parasimpático y el sistema del eje de las hormonas, hipotálamo-hipófisis-adrenal (HPA), que interviene en la producción de varias hormonas, como el cortisol), como respuesta a ese estrés.

Cuando se vive una situación de estrés agudo, por ejemplo, un accidente, el cuerpo reacciona liberando muchas catecolaminas como noradrenalina, adrenalina y algo de dopamina. Esto activa la conocida respuesta de lucha o huida. Luego, para seguir buscando recuperar el equilibrio, se pone en marcha el sistema de las hormonas y aumenta el cortisol. Este aumento del cortisol ayuda inicialmente a mantener la energía, subir los niveles del azúcar en la sangre y a generar respuestas de inflamación. Sin embargo, si este estado se repite o se prolonga el cortsisol, esto lleva a cambios en el sistema inmune, en el sueño y en la memoria, entre otros.

Cuando se presenta estrés crónico (repetido) como el que se vive al cuidar a un familiar con una enfermedad grave, se genera gran trabajo físico y emocional constante, con poco tiempo de descanso. Esta situación mantiene al cuerpo en estado de alerta y preocupación, lo que provoca un aumento sostenido del cortisol. Con el tiempo, este aumento de cortisol puede dañar neuronas del hipocampo —una zona del cerebro fundamental para la memoria— y también puede disminuir el factor neurotrófico derivado del cerebro (BDFN, por su sigla en inglés), que facilita el aprendizaje, la memoria y la flexibilidad mental, lo que aumenta el riesgo de desarrollar cambios cognitivos, depresión y ansiedad.

En resumen, el cuerpo está hecho para reaccionar ante el estrés, buscando protegerse de los grandes y graves peligros. Sin embargo, en el mundo actual, las exigencias cotidianas del trabajo, los relacionados con los conflictos con la imagen corporal, las dificultades propias de las relaciones interpersonales, las responsabilidades académicas, económicas, o las enfermedades, son factores que pueden ser interpretados como amenazas, y, por esta razón, pueden eventualmente ser vividas como "catástrofes". Estos fenómenos crónicos van generando los cambios químicos del estrés que llevan al cansancio, a los cambios del estado de ánimo, de la memoria y fisiológicos. Es posible que el organismo **entre en lo que se denomina "estado de resistencia"**, en el que las hormonas segregadas no regresan a su nivel de origen, y el organismo queda en un "modo de alerta constante".

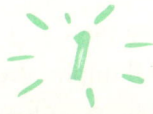

HORMONAS Y NEUROTRANSMISORES RELACIONADOS CON EL ESTRÉS Y EL CANSANCIO PATOLÓGICO

CORTISOL

Es una hormona que se produce en las glándulas suprarrenales y tiene funciones metabólicas, relacionadas con la regulación del azúcar, los lípidos, las proteínas y los hidratos de carbono; funciones en el sistema inmune, en los procesos de inflamación, y tiene una función clave de respuesta al estrés.

Los niveles de cortisol se alteran tanto por estrés agudo como por estrés crónico.

Las personas que experimentan períodos prolongados de estrés tienen un mayor riesgo de problemas digestivos y gastrointestinales, hipertensión, diabetes, enfermedades cardiovasculares, pérdida de minerales óseos, inmunosupresión y asma.

Los niveles de cortisol no solo responden al estrés físico sino también al social y psicológico. Tiene efectos generalizados en todo el cuerpo y el cerebro, y desempeña un papel importante en el funcionamiento cognitivo y conductual, por lo cual se ha asociado con efectos sobre la salud mental.

Múltiples estudios han mostrado cómo la regulación del cortisol y la calidad del sueño están entrelazadas, y los programas de actividad física podrían mejorar ambas de varias maneras. Aquí cobra vital importancia el descanso, y en especial el descanso activo, como factor regulador del cortisol y de sus impactos.

SEROTONINA

Es un neurotransmisor que tiene una relación directa con nuestro comportamiento y con cómo nos sentimos. Tiene un papel clave en la regulación de funciones fisiológicas necesarias para la supervivencia como el hambre, el sueño, el dolor y la respuesta sexual. Este neurotransmisor no solo se encuentra en el cerebro; la mayor parte de la serotonina que circula por nuestro cuerpo se encuentra en el tracto gastrointestinal.

En resumen, cumple varias funciones, como la regulación de la temperatura, el apetito, el estado de ánimo, la digestión, el deseo sexual, el sueño y el dolor. Contribuye, además, en los procesos de aprendizaje y memoria, disminuye los niveles de agresividad, y en general es fundamental para lograr bienestar y descanso. Es posible —y deseable— buscar actividades y alimentación que promuevan el mayor funcionamiento de la serotonina.

El triptófano es un elemento (aminoácido) que el cuerpo necesita para producir serotonina. Cuando consumes alimentos que contienen triptófano, puedes ayudar a mejorar los niveles de serotonina, lo que a su vez mejora el estado de ánimo. Dentro de los alimentos ricos en triptófano están: el pavo, el pollo, los lácteos, el huevo, las lentejas, los garbanzos, el banano, la avena y los frutos secos como nueces y almendras, y el maní.

ENDORFINAS

Son neurotransmisores que elabora el cuerpo con una estructura química similar a la morfina, para aliviar el dolor y dar sensación de bienestar. Dentro de sus funciones están: reducir el dolor, promover la calma, mejorar el humor, crear estado de bienestar, disminuir la presión arterial y los niveles de adrenalina asociados a la ansiedad.

Dentro de las actividades que aumentan las endorfinas están todas las que estimulan los sentidos, como la meditación, los masajes, reír, actividad física, actividad sexual, escuchar música, bailar, practicar yoga, hacer pilates, leer, ver el cine, ir a obras de teatro, cumplir las metas, privilegiar el contacto con la naturaleza, tener una vida social activa, abrazar e, incluso, consumir alimentos picantes y cacao.

Teniendo en cuenta la información anterior, podemos ver que las actividades que promueven el aumento de endorfinas podrán ayudar a mejorar todas las variables del cansancio y a promover una sensación general de bienestar.

DOPAMINA

Es el neurotransmisor que actúa como sistema de recompensa del cerebro y también es muy importante en la función motora, en la emotividad y la afectividad.

Cuando se satisface el deseo de comer, se toma una ducha caliente, se hace ejercicio o se cumple un objetivo, se desencadena una liberación de dopamina, la cual genera sensación de bienestar y un deseo de regresar al estímulo del alimento o de la actividad que desencadenó el estímulo. El circuito de recompensa es el que hace que tendamos una y otra vez a repetir comportamientos y consumos en busca de esa sensación.

La dopamina tiene entre sus funciones favorecer el estado de alerta y la atención, ayudar a regular el sueño y la sensación de dolor, estimular la toma de decisiones y coordinar los movimientos voluntarios. Está relacionada con la memoria, la cognición, la motivación, el placer y el estado del ánimo. También puede ser un regulador periférico del metabolismo al ayudar al páncreas a liberar la cantidad adecuada de insulina y glucagón.

Múltiples estudios han mostrado que la **insulina** también actúa en los centros de recompensa impulsados por la dopamina en el cerebro. La función más estudiada de la insulina en el cerebro es su papel como señal de saciedad que actúa en el hipotálamo para limitar la ingesta de alimentos durante una comida, así como para indicar saciedad entre comidas.

Sin embargo, este no es el único papel de la insulina en el cerebro, ya que cada vez hay más pruebas de su influencia en diversas funciones cerebrales, que van desde la alimentación hedónica no homeostática (por satisfacción y elección de ciertos alimentos), hasta la cognición y la regulación del tono emocional.

Resalto ahora la interacción entre **dopamina e insulina:**

El *cuerpo estriado* es una parte del cerebro que ayuda a controlar los movimientos, los hábitos y el aprendizaje de algunas rutinas. También se relaciona con la recompensa y la planificación. Seguramente te ha sucedido que te sientes cansado y buscas alimentos de "confort" o consuelo, como dulces o carbohidratos. Esto se debe a que la insulina actúa en el cuerpo estriado y puede influir en el apetito y en la elección de los alimentos, especialmente en los que te hacen sentir bien.

Además, la insulina en esta zona también afecta cómo piensas y sientes, lo que a su vez puede influir en lo que comes, y lo que comes puede influir en tu estado emocional y mental.

En el mismo mecanismo de la dopamina que permite la experimentación de placer, gratificación y motivación, también se sustentan las bases de **las adicciones**. Las drogas que proporcionan una mayor liberación de dopamina, como el tabaco, la cocaína, el alcohol, las anfetaminas y la morfina, son las que poseen un mayor *poder adictivo* debido al incremento dopaminérgico que producen en las regiones cerebrales de placer y recompensa.

Pero no solo las sustancias son capaces de manipular la dopamina; las adicciones comportamentales, como el juego compulsivo o la adicción al trabajo también pueden desencadenar la liberación de dopamina.

Con el tiempo, el cerebro puede volverse menos sensible a la dopamina, desarrollando tolerancia. Lo anterior significa que, para experimentar el mismo nivel de placer, se necesita una cantidad cada vez mayor de la sustancia adictiva, y la dependencia resultante puede llevar a un ciclo de consumo constante. La adicción se caracteriza por ser un desequilibrio en el sistema de recompensa.

La dopamina puede incrementarse al celebrar los objetivos cumplidos, al consumir alimentos ricos en tirosina, como chocolate, almendras, arándanos, lácteos, pescado, huevos, y también se puede incrementar con el ejercicio, dormir adecuadamente, realizar actividades creativas y realizar actividades placenteras como escuchar música, o bailar.

OXITOCINA

Es una hormona que ayuda en el trabajo de parto al dilatar el cuello uterino, y en la lactancia ayuda a generar el vínculo materno infantil. Además, también ayuda a promover las interacciones sociales, aumentar la empatía y la confianza.

Se estimula a través del contacto físico como los abrazos, tomarse de la mano, hacerse masajes, la interacción sexual, interactuar con mascotas o reunirse con amigos y seres queridos.

Teniendo en cuenta todo lo anterior, es importante resaltar que los estímulos relacionados con endorfinas y dopamina duran menos tiempo que los de serotonina y oxitocina. Esto quiere decir que la dopamina y las endorfinas están ligadas a la recompensa rápida y al placer inmediato; su función es motivarte a repetir lo que se siente como útil o placentero, dando un impulso rápido, pero con un efecto que se desvanece en poco tiempo.

Cuando estás agotado es posible que busques estos picos de impulso rápidos en comida, redes sociales o distracciones para sentir algo de alivio. Ahora ya puedes entender la razón de esa necesidad, que viene del sistema de recompensa del cerebro y que, aunque sí da un bienestar, su efecto es breve.

La serotonina y la oxitocina están más relacionadas con los efectos duraderos de la conexión, la estabilidad emocional, los vínculos afectivos, la gratitud y el contacto humano.

Sus funciones van alrededor de mantener la armonía interna y fortalecer las relaciones.

Cuando estás estresado, cansado o mal alimentado, tu cuerpo produce menos serotonina, lo que afecta tu estado de ánimo. Además, en estas situaciones es común evitar el contacto humano y aislarte, lo que baja los niveles de oxitocina y facilita que se afecten las conexiones reales. Todo esto genera un ciclo en el que te sientes cada vez más cansado y con cambios de ánimo más frecuentes.

Con este conocimiento puedes ver que recuperarte no es solo descansar, también es encontrar equilibrio al regular la biología que se relaciona con tus emociones.

En este punto del libro ya sabes que el cansancio es una queja muy repetida en mi consulta. Frente a esta, por lo general hago una exploración desde todo el ámbito médico para identificar si hay alguna patología que esté generándolo; esto se hace con la historia clínica, los antecedentes personales y familiares, el examen mental y físico y los exámenes de laboratorio para identificar si se presenta alguna situación médica relevante.

Sin embargo, es frecuente que se manifieste algún tipo de decepción cuando no se encuentra una causa médica que genere el cansancio, o frustración cuando este persiste a pesar de tener un diagnóstico y tratamiento para la otra patología, porque la fantasía de tener un diagnóstico se asocia con la de tomar un medicamento que arregle pronto la situación, pero esto no siempre funciona así.

Como común denominador en las personas que van a mi consulta con síntomas de cansancio están los malos hábitos en el sueño, la alimentación y el uso de pantallas, sobre todo cuando hay dificultades en la organización de los espacios de trabajo y tiempo libre y ha fracasado el control de los síntomas ansiosos. En mi consulta siempre recomiendo que se tengan en cuenta estos factores, pues si se logran una mejor higiene del sueño, mejores hábitos de alimentación, mayor organización del tiempo, mejor uso de los dispositivos electrónicos y un mejor manejo de la ansiedad (en los casos en que está presente), se puede disminuir el riesgo de aparición del cansancio, o bien hacer que no se presente de manera tan intensa. Estas actividades sencillas y cotidianas cuestan más de lo que parece, porque cambiar, organizarse y generar hábitos también requiere esfuerzo y provoca algún tipo de desgaste. Sé que estas situaciones implican esfuerzo y, en consecuencia, pueden ser, a su vez, generadoras de cansancio.

¿Y entonces qué puedo hacer?, te estarás preguntando. En esta segunda parte del libro te daré algunas herramientas prácticas para combatir el cansancio y sus principales causas. Además, te compartiré casos reales en los que verás que, con constancia y un deseo de priorizar tu autocuidado, es posible cambiar de hábitos y combatir lo que no nos permite vivir en bienestar.

2

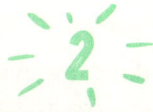

HIGIENE DE SUEÑO

Dormir es más que una necesidad del ser humano, es una función vital irremplazable. En tal sentido no es negociable ni elegible no dormir o no dormir lo suficiente. Sin embargo, no se trata solo de dormir; también es necesario lograr un número *suficiente* de horas acordes con la edad, la actividad y la situación de salud. Además, se requiere que el sueño sea *reparador*, para que permita restaurar el funcionamiento básico del organismo.

El ser humano emplea un tercio de su vida durmiendo. Dormir entre siete u ocho horas durante la noche es un objetivo que se relaciona con mantener ajustados los ritmos circadianos o relojes del cerebro. Lograr un descanso que le permita al cuerpo (en especial al cerebro) recuperarse del estrés y actividad del día permite que se mantengan la productividad, la creatividad, el buen estado de ánimo, la concentración y la memoria; que se fortalezca el sistema inmune, se mejore la salud cardiovascular, se mantenga un peso saludable y disminuya el riego de enfermedades metabólicas.

La llamada "higiene del sueño" es un conjunto de prácticas, actitudes y hábitos que ayudan a conciliar y cuidar la calidad del sueño y prevenir desajustes en los horarios para estar más descansado y alerta durante el día. Es decir, implica la toma de conciencia sobre qué actitudes o rutinas son beneficiosas y cuáles son perjudiciales para mantener un sueño sano y reparador.

La mayoría de las medidas que ayudan a conciliar el sueño pueden parecer muy obvias, fáciles y comunes, pero las enumeraré porque son fundamentales para lograr un buen descanso; hay que tener en cuenta que se debe crear el hábito, mantenerlo a través del tiempo y que se integre por completo en la rutina diaria. Esto quiere decir que no es suficiente con tener una buena higiene del sueño a veces sí y a veces no, o hacerlo solo por un par de meses.

Cuando se logra tener buenos hábitos de sueño y de descanso reparador, es más fácil conciliar el sueño y disminuir las pesadillas, lo que permite que nos levantemos con una sensación de bienestar y no con cansancio.

CASO DE REFLEXIÓN

Hombre, triatleta de treinta y dos años, trabaja en una multinacional, tiene contacto con clientes en otros lugares del mundo, con diferente huso horario. Todos los días se levanta a las 4:30 a. m. para entrenar hasta las 6 a. m.; a las 7 a. m. sale para su trabajo, al cual ingresa una hora después. Tiene una hora de almuerzo, pero lo habitual es que almuerce mientras está en una reunión virtual. Su jornada laboral termina a las 6 p. m., pero como tiene un cargo de mucha responsabilidad, se siente avergonzado de salir a la hora exacta y espera —trabajando— una hora más para salir. Entre 7 y 10 p. m. está con su pareja o amigos, se acuesta a las 11 p. m. y concilia el sueño hacia las 11:30 p. m. Lo anterior implica que entre semana duerme cinco horas por noche. Los viernes sale hasta las 2 o 3 a. m. y duerme hasta las 11 a. m. Los domingos entrena desde las 7 a. m.

Llega a mi consulta por cansancio, somnolencia diurna, cambios en la concentración y, sobre todo, con gran preocupación porque se le están olvidando las cosas; manifestó haber tenido ya varias fallas en el trabajo por confundir fechas y algunas estadísticas.

Consultó al endocrinólogo porque pensó que tenía hipotiroidismo, pero su tiroides funcionaba normalmente. Consultó al neurólogo, muy preocupado por los cambios de memoria, y le realizaron una tomografía cerebral, la cual fue normal. También le hicieron varios exámenes para descartar anemia, diabetes, cambios renales o hepáticos y todo estaba "en orden". El neurólogo le sugirió consultar al psiquiatra, y aunque en un inicio se enojó y resintió que no le creyeran la existencia de sus síntomas, un amigo le contó que había pasado por algo similar y que al asistir a psiquiatría había podido entender mejor su situación y mejorarla, por lo cual decidió entonces consultar, no sin antes aclarar que él usualmente "no asiste a este tipo de consultas" (situación que muestra la angustia que genera el estigma de la consulta en salud mental).

En otros antecedentes encontré una tendencia al perfeccionismo y la presencia frecuente de pensamientos catastróficos asociados a su desempeño: "si no trabajo mucho, los demás piensan que soy mediocre"; "como no soy muy inteligente, debo esforzarme en trabajar más horas"; "practico deporte no solo por salud, sino también para tener más logros que mostrar"; "en este mundo tan competido, no soy nadie".

Esta persona venía durmiendo poco, tenía la cabeza llena de pensamientos superexigentes que le generaban mucha angustia. Se comparaba, sentía que no le alcanzaba el día y que, a pesar del esfuerzo, no era lo suficientemente eficiente. Todo esto lo tenía agotado tanto en lo físico como en lo emocional. Durante ocho meses trabajamos juntos para mejorar hábitos de sueño y alimentación, y también en cómo mejorar la forma de hablarse a sí mismo, en tener una mirada más objetiva de sí mismo, su funcionamiento y su entorno. Poco a poco fue aprendiendo a reconocer sus logros, a ver las cosas con más objetividad y a conectar más con el presente.

Con el tratamiento ha logrado sentirse mucho mejor y ser más efectivo y asertivo en sus actividades; no ha presentado olvidos graves y ha desaparecido el nivel de cansancio patológico que tenía. Continúa en psicoterapia trabajando en sus rasgos perfeccionistas y en su autoconcepto.

AUTORREFLEXIÓN

¿Son compatibles con una buena salud mis horarios de sueño, trabajo y actividad social?

¿Es suficiente el tiempo que le dedico al sueño reparador?

¿Son adecuados los horarios que dedico a dormir?

¿Siento que mi sueño es reparador?

¿Puedo hacer algo para mejorar mi tiempo y mi calidad de sueño?

¿CÓMO TENER UNA BUENA HIGIENE DEL SUEÑO?

PRACTICAR EJERCICIO DE MANERA REGULAR, ojalá con luz solar, y al menos tres horas antes de dormir (se sugiere no hacer ejercicio activo después de las 6 p. m.). Lo más importante es tener actividad y movimiento durante el día.

EL SUEÑO DEBE SER UNA ACTIVIDAD NOCTURNA. Evita dormir durante el día y permanecer despierto por la noche. Si por razones de trabajo u otros motivos el horario de sueño está invertido, es importante consultar con el médico opciones que permitan mantener el descanso adecuado.

BUSCA SER CONSTANTE. Incorpora horarios precisos de acostada y levantada a la misma hora todos los días.

EVITAR LAS SIESTAS LARGAS. Lo recomendado es tomar una siesta de máximo treinta minutos después de almorzar y antes de las 2 p. m. Si se hace en otro horario, o por mucho tiempo, se rompe con el ciclo del sueño nocturno.

PROPICIAR ESPACIOS DE DESCANSO CÓMODO. Es importante que al llegar a casa te cambies la ropa y los zapatos y te pongas prendas y zapatos mas cómodos. Esto le hará saber al cuerpo que llegaste a un espacio de descanso y que ya no estás en actividades de trabajo o estudio.

DOS HORAS ANTES DE DORMIR, EVITAR LOS ESTÍMULOS DE PANTALLAS, como celulares, computadores o televisores, ya que su luz altera la producción de la melatonina, necesaria para dar la indicación al cerebro de que es hora de dormir.

EVITAR EL USO DEL CELULAR EN LA NOCHE. Este debe estar alejado de la cama, sin sonido y limitando la producción de luz azul; para esto existen opciones como "Nocturno" (suele estar representado con el signo de una luna).

USAR LA CAMA SOLO PARA DORMIR O PARA LA INTERACCIÓN SEXUAL. Las actividades como ver la televisión, comer, leer mensajes y correos o escribir mensajes de texto deben hacerse en otra habitación, y ojalá en otro horario que no sea el del sueño.

Así se le puede enseñar al cuerpo que asocie el irse a la cama con dormirse.

ANTES DE ACOSTARTE, TE RECOMIENDO REDUCIR LA ILUMINACIÓN. Usa preferiblemente una luz amarilla, la cual es más tenue y favorece la producción de melatonina, generando somnolencia. Las luces brillantes deben evitarse antes de acostarse y durante los despertares nocturnos.

EL DORMITORIO DEBE ESTAR OSCURO, silencioso, limpio, ordenado y fresco. Tu habitación debe ser como un refugio para recargar tu pila. El lugar para dormir debe ser cómodo, usa ropa de cama que te haga sentir bien y busca que cada elemento de tu habitación ayude a crear las condiciones óptimas para el descanso que mereces.

LA TEMPERATURA ADECUADA PARA DORMIR está alrededor de los 19 °C. Se ha observado que la exposición al calor y a la humedad aumentan la carga de calor del cuerpo, lo que afecta las etapas del sueño y la termorregulación. Ten cuidado con el uso del aire acondicionado, pues si no se usa adecuadamente, puede generarte irritación en las vías aéreas y predisponerte a cuadros virales.

PERMANECE EN LA CAMA SOLO EL TIEMPO NECESARIO. Al reducir el tiempo de permanencia en la cama se mejora la calidad del sueño, pues cuando se está mucho tiempo en ella, se puede producir un sueño fragmentado y ligero. Por ejemplo, si tienes insomnio y llevas más de una hora en la cama, levántate y cambia de lugar. Busca una actividad que no te hiperalerte, que te ocupe sin angustiarte y que te pueda ayudar a reconciliar el sueño: ir al sofá a leer, hacer relajación, meditar, ver una película o tomar un vaso de leche. Vuelve a la cama solo cuando te encuentres cansado. De no hacerlo así, vas a asociar tu habitación, y en especial tu cama, con un lugar donde es difícil dormir, y es posible que esto te dificulte conciliar el sueño en otros momentos.

CREA UNA RUTINA DE SUEÑO. La puedes iniciar con el lavado de dientes, preparando la ropa del día siguiente o tomando un baño de agua caliente, seguido de la aplicación de crema humectante y con olor agradable en el cuerpo, para continuar con la rutina de cuidado de piel. También puedes hacer una lectura placentera o ejercicios de relajación. No es necesario hacer muchas cosas, pero es buena idea que todas las noches hagas actividades similares para que tu cerebro vaya aprendiendo la rutina y capte la señal de que es hora de descansar. Esto te ayudará a bajar el ritmo de todas tus actividades, a disminuir las revoluciones del "correcorre" por la noche. Empieza la preparación para dormir al menos una hora antes de ir a la cama, relajando el entorno y la mente. Evita situaciones o conversaciones estresantes cerca de la hora de acostarte. No se recomienda estudiar, ver películas de terror ni noticieros, hablar por teléfono, discutir, entre otros.

ANTES DE ACOSTARTE, ES BUENA IDEA RESOLVER ALGUNAS PREO-CUPACIONES, justo esas que sabes que en la madrugada te despertarán y les darás mil vueltas, con sensación de angustia. Antes de irte a la cama puedes hacer una lista de las cosas que hiciste en el día para ver tus logros y de las que están pendientes por hacer o resolver, para que las sueltes en ese papel y sepas que no las olvidarás, sino que las retomarás al día siguiente, luego de haber descansado. Si al momento de conciliar el sueño vuelves a recordar pendientes, inconvenientes, problemas, temores, puedes decirte lo siguiente: "ya pensé acerca de esto, ya lo escribí, es momento de descansar, mañana seguiré buscando una solución".

COMER EN HORARIOS REGULARES Y EVITAR LOS EXTREMOS. No te vayas a la cama con hambre ni ingieras comidas abundantes antes de dormir. Los alimentos con triptófano, como los lácteos, facilitan la inducción del sueño.

LIMITA LA INGESTA DE SUSTANCIAS CON EFECTO ESTIMULANTE. Las bebidas como el café, el té o las gaseosas activan el cuerpo, por lo cual no es recomendable consumirlas después de las 5 p. m. Asimismo, se aconseja limitar el consumo de alcohol y de tabaco, especialmente en la noche. La cafeína, en personas sensibles a esta sustancia, puede aumentar el tiempo necesario para iniciar el sueño y generar un sueño más superficial, con mayor número de despertares. Se trata de un efecto "dosis dependiente".

Se estima que una taza de café normal tiene entre 100 y 200 mg de cafeína, mientras que el té o las bebidas de cola tienen entre 50 y 75 mg. Por regla general, el sueño se puede afectar fácilmente si se superan los 500 mg al día. No obstante, es importante reconocer que el café puede contribuir a la prevención de enfermedades inflamatorias y relacionadas con el estrés oxidativo, como la obesidad, el síndrome metabólico y la diabetes tipo dos; además su consumo parece estar asociado con una menor incidencia de varios tipos de cáncer. Los estudios han concluido que el consumo de hasta 400 mg/día (1-4 tazas al día) de cafeína es seguro, aunque en el embarazo se recomienda no sobrepasar los 200 mg de cafeína diarios.

En mi experiencia, los efectos de la cafeína sobre el sueño y el estado de ánimo son muy individuales, lo que quiere decir que cada uno debe revisar su respuesta particular a esta sustancia y actuar en coherencia.

El alcohol o etanol, aunque inicialmente favorece el comienzo del sueño, después lo fragmenta, altera el sueño REM y también la memoria y las emociones, y debido a su efecto sedante, se genera una falsa sensación de que has dormido bien, cuando en realidad no ha sido así. El alcohol también puede aumentar los ronquidos y agrava las apneas y el síndrome de piernas inquietas. También deben evitarlo las personas que tomen medicamentos con efecto hipnótico sedante, como las benzodiazepinas.

La nicotina, por su lado, **provoca dificultades para conciliar el sueño**, acorta la duración del sueño y hace que el sueño sea menos reparador.

EVITAR LA AUTOMEDICACIÓN PARA INDUCIR EL SUEÑO. Los medicamentos se usan de manera transitoria y controlada medicamente, solo bajo control médico después de haber intentado las demás estrategias descritas y de entender las causas de dificultades en el sueño.

En mi consulta encuentro frecuentemente que, por el afán de la hiperproductividad en el trabajo, en el estudio o en el deporte, algunas personas se sienten culpables por dedicar ocho horas para dormir. Sienten que es como perder el tiempo, pelean con el hecho de obligar a su cuerpo a necesitar menos cantidad de sueño, sin tener en cuenta los riesgos que corren para la salud.

PAUTAS DE HIGIENE DEL SUEÑO EN PERSONAS QUE TRABAJAN EN LA NOCHE O POR TURNOS

Estas personas pueden tener dificultades para dormir lo suficiente y tener sueño de buena calidad, lo que puede afectar la salud, el bienestar, el rendimiento laboral y la seguridad.

"PRIORIZA TU SUEÑO. Busca que el sueño sea una prioridad, reprogramando las actividades sociales y las tareas domésticas y sus horarios (siempre que sea posible), e informando a los amigos, familiares y vecinos sobre tu horario de sueño.

CREA UN HORARIO DE SUEÑO basado en tu estilo de vida. Trata de mantener un horario de sueño similar para cada tipo de turno (por ejemplo, la hora de acostarse A para los turnos de día, la hora de acostarse B para los turnos de noche, etcétera), buscando suficiente tiempo para dormir (es decir, de siete a nueve horas en total durante veinticuatro horas).

DESARROLLA UNA RUTINA PARA LA HORA DE ACOSTARSE. Encuentra actividades que te ayuden a relajar, idealmente en un ambiente tranquilo y con poca luz.

PLANIFICA TU TRANSICIÓN A LOS DÍAS LIBRES. Cuando hagas la transición a un bloque de días libres, especialmente después de trabajar en turnos nocturnos, una estrategia que puede funcionarte es dormir un poco por la mañana y volver a la cama antes de la hora habitual de acostarte. Un poco de luz solar después de despertarte por la mañana puede ayudar a que tu reloj biológico se realinee con el ciclo día-noche.

HAZ SIESTAS CORTAS (de quince a veinte minutos), que pueden aumentar el estado de alerta y el rendimiento, mientras que las siestas más largas (noventa minutos) pueden reducir 'la deuda de sueño'. Las siestas de menos de quince minutos son demasiado cortas para ser beneficiosas, mientras que las de más de veinte minutos pueden hacer que sea más probable que experimentes 'inercia del sueño'. Ten en cuenta que las siestas más largas deben evitarse en las cuatro a seis horas anteriores al sueño principal, ya que pueden dificultar la conciliación del sueño. Lo ideal es dormir la siesta en un lugar tranquilo y oscuro.

TEN EN CUENTA LA INERCIA DEL SUEÑO, que es un periodo de aturdimiento en el que el estado de alerta y el rendimiento se ven afectados. Esta sensación suele durar entre quince y treinta minutos después de despertarse, pero puede durar hasta dos horas. Es importante evitar tareas de alto riesgo (como conducir u operar maquinaria) durante este tiempo.

MANTÉN UNA ADECUADA INGESTA DE LÍQUIDOS. La hidratación es clave, recuerda beber agua y diferentes líquidos con electrólitos. Sin embargo, evita el exceso de líquido antes de acostarte, ya que esto puede provocar trastornos del sueño por la necesidad de ir al baño.

SI NO PUEDES DORMIR, es mejor levantarte de la cama y realizar una actividad relajante, en un ambiente tranquilo y con poca luz, tratar de limitar el tiempo frente a la pantalla y el reloj, y volver a la cama una vez retorne la somnolencia. Si los problemas de sueño ocurren más de tres veces por semana durante varias semanas seguidas, acude a un profesional de la salud"[4].

TIPS
PARA RECORDAR

LA HIGIENE DEL SUEÑO es garante de un buen descanso. El sueño permite que tengas buena capacidad para fijar la atención, tomar decisiones, aprender y recordar, funciones fundamentales para un buen rendimiento diurno y para evitar el cansancio innecesario.

¡Las horas de sueño no son negociables! Y recuerda que no es lo mismo dormir de día que dormir en la noche: debes tener siempre en cuenta el compás de los ritmos circadianos.

---

[4]   Shriane, Rigney, Ferguson, Sun Bin y Vincent, 2023.

3

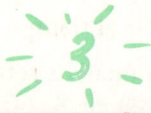

BUENOS HÁBITOS DE ALIMENTACIÓN

Hoy en día es muy frecuente encontrar información sobre lo que significa "alimentarse bien", pero debemos ser muy cautos a la hora de seguir recomendaciones sobre este tema, puesto que muchas de las personas que hoy dan información y pontifican al respecto no tienen la formación, la responsabilidad, el conocimiento y la experiencia suficientes para asesorar en el campo.

En mi consulta es muy frecuente que las personas acudan por cansancio y, cuando hago la historia clínica, con regularidad encuentro que están haciendo una dieta rápida para tener el peso deseado, usualmente para un evento. La mayoría de esas dietas se perciben como exitosas para perder peso por ser muy restrictivas, pero con mucha frecuencia generan un desbalance energético severo que lleva no solo al cansancio físico, sino que, además, en pacientes vulnerables, se disparan síntomas de ansiedad, atracones o depresión.

Mi recomendación es tener siempre una alimentación balanceada, equilibrada, sin hacer dietas relámpago, y si se presenta una situación que requiera algún ajuste en la alimentación, siempre hacerlo con la guía de un profesional experto.

CASO DE REFLEXIÓN

Mujer de treinta años que consulta por sentirse cansada. Habitualmente se levanta con la sensación de que no fue suficiente el tiempo de sueño, a pesar de lograr dormir ocho horas. Además, refiere irritabilidad, llanto fácil, se siente muy ansiosa, y en ocasiones con el deseo irresistible de comer chocolate.

Consultó al médico internista, que le solicitó exámenes de rutina en los que se encontró el "colesterol aumentado" (es de subrayar que, cuando se pierde peso rápidamente, el cuerpo puede movilizar y liberar más colesterol almacenado en los tejidos, lo que puede aumentar los niveles de este en sangre). Otros exámenes paraclínicos mostraron niveles de azúcar y pruebas de función de riñón, de hígado y de tiroides normales. La remitieron a psiquiatría por los cambios de estado de ánimo.

Al realizar la historia clínica psiquiátrica encontré que ella siempre ha tenido distorsión de su imagen corporal, y que a los quince años bajó mucho de peso (10 kg). En esa época se le fue la menstruación por ocho meses. A los seis meses de la pérdida de peso, se fue de intercambio y recuperó el peso que había perdido. En este periodo nunca recibió tratamiento.

En la actualidad, refiere que estuvo haciendo ayuno intermitente, sin ningún tipo de guía profesional, porque quería bajar 6 kg, pues fue nombrada madrina de matrimonio de su mejor amiga. Efectivamente perdió 5 kg en un mes y medio, asistió a la boda hace un mes, y desde entonces refiere el cansancio y los cambios de estado de ánimo. Nunca pensó que sus síntomas tuvieran que ver con la dieta y la pérdida de peso, pues pensaba que siempre es saludable perder peso.

Esta mujer recibió tratamiento con apoyo psicoterapéutico durante seis meses, focalizado principalmente en la percepción de su imagen corporal, en mejorar sus hábitos de alimentación, que venían siendo por temporadas —esto es, con dietas para eventos sociales, que la llevaban a tener pérdidas rápidas de peso, y luego recuperaciones rápidas—. Se logró que consiguiera una alimentación sostenible, balanceada, satisfactoria, placentera, con menos oscilaciones de peso, y mayor satisfacción con su apariencia. Asimismo, desaparecieron el cansancio patológico, la irritabilidad y el llanto fácil.

AUTORREFLEXIÓN

¿Estoy comiendo lo suficiente para tener energía y poder cumplir con mis actividades?

_____

_____

_____

¿Mis horarios de comidas son regulares o me salto comidas con frecuencia?

_____

_____

_____

¿Estoy haciendo dietas que me dejan con más cansancio o malestar que beneficios?

_____

_____

¿Consumo todos los grupos de alimentos o he decidido restringir o quitar alguno?

¿Mi forma de comer me hace sentir en plenitud y bienestar, o más bien con culpa o ansiedad?

¿Estoy comiendo por hambre, por ansiedad, por estrés?

¿Escucho las señales de mi cuerpo o solo sigo mis reglas?

¿Consumo los adelgazantes que anuncian en los medios de comunicación?

¿Existe algo que pueda ajustar para que mi alimentación sea más amable, equilibrada y sobre todo sostenible?

¿CÓMO TENER UNA ALIMENTACIÓN BALANCEADA?

Antes de entrar en materia, quiero contarte un poco sobre los alimentos y sus clasificaciones según el tipo de procesamiento. La más utilizada —pero no necesariamente la más válida— es la clasificación NOVA, que cataloga alimentos y bebidas en cuatro grupos, en función del alcance y el propósito del procesamiento[5]:

Alimentos mínimamente procesados (MPF): el propósito de estos procesos es conservar los alimentos para que se puedan almacenar y sean seguros para el consumo o más agradables. Incluyen frutas y verduras frescas, congeladas o secas; granos; leguminosas; carne, aves, pescado; huevos; leche; zumos de frutas o verduras (sin azúcares, edulcorantes ni saborizantes añadidos); semillas (sin sal ni azúcar añadidos); hierbas y especias, yogures naturales; té, café y agua.

Ingredientes culinarios procesados (PCI): son sustancias obtenidas de alimentos mínimamente procesados o de la naturaleza mediante procesos industriales. Algunos ejemplos son los aceites vegetales; la mantequilla y la manteca de cerdo; el azúcar y la melaza; la miel y los almidones de maíz y otras plantas y sal.

---

[5] Dickens y Batterham, 2024.

Alimentos procesados (PF): son productos elaborados mediante la adición de sal, aceite, azúcar u otros ingredientes culinarios procesados a alimentos mínimamente procesados, como los enlatados y embotellados, o, en el caso de panes y quesos, los fermentados sin alcohol. Algunos ejemplos son las verduras enlatadas o embotelladas; frutos secos y semillas saladas; carnes o pescados salados, secos, curados o ahumados; conservas de pescado; fruta en almíbar y panes y quesos recién hechos, sin envasar, o artesanales.

Alimentos ultraprocesados (UPF): se refiere a alimentos que requieren una serie de procesos industriales para la aplicación de aditivos como aromas, potenciadores del sabor, colorantes, emulsionantes, edulcorantes, espesantes y agentes antiespumantes, de volumen, carbonatantes, espumantes y gelificantes que prolongan la vida útil, protegen las propiedades originales del producto o evitan la proliferación de microorganismos. Algunos ejemplos son refrescos; chocolate; helado; margarinas; galletas, pastelería; cereales de desayuno y barritas de cereales y energéticas; bebidas energéticas; bebidas lácteas, yogures de frutas y bebidas de frutas; bebidas de cacao; salsas "instantáneas"; productos "saludables" y "adelgazantes", como batidos y polvos sustitutivos de comidas. Los alimentos ultraprocesados también incluyen muchos productos listos para calentar.

Existen múltiples estudios que muestran que los alimentos ultraprocesados se asocian con un mayor riesgo de sobrepeso, obesidad, mortalidad, síndrome metabólico y depresión en adultos, síndrome del intestino irritable, dispepsia funcional y cáncer (de mama y de otros tipos) en adultos, mientras que también se asocia con síndrome metabólico en adolescentes y dislipidemia en niños.

Quiero resaltar los estudios que asocian los cambios del estado de ánimo por consumo de alimentos ultraprocesados, pues esta situación puede facilitar la presencia de mayor sensación de cansancio.

Existen reportes que sugieren que una mayor ingesta de ultraprocesados, en particular edulcorantes artificiales y bebidas endulzadas artificialmente, se asocian con un mayor riesgo de depresión. Aunque se desconoce el mecanismo que asocia la ingesta de los ultraprocesados con la depresión, datos experimentales recientes sugieren que los edulcorantes artificiales provocan cambios en la transmisión de los químicos del cerebro que regulan las emociones y el procesamiento de la información en el cerebro (transmisión purinérgica), lo que puede estar implicado como causante de la depresión.

Una pregunta en las consultas de salud, y frente a la gran cantidad de información que existe en los distintos medios, es: a fin de cuentas, ¿cómo es una alimentación balanceada?

Existen múltiples enfoques y corrientes, pero aquí te daré pautas generales que te pueden ser de gran utilidad:

Una alimentación balanceada debe ser suficiente, variada, adecuada a cada persona, placentera y sostenible. Es importante comer con regularidad y tener horarios. Saltarse comidas puede afectar tus niveles de energía.

Es muy importante incluir alimentos que te nutran y no solo que te llenen. Lo mejor es optar por comidas que combinen proteínas, carbohidratos complejos y grasas saludables. Así puedes mantener estables tus niveles de azúcar en sangre y la energía sostenida durante el día. Un carbohidrato complejo es el que se digiere lentamente y da energía por más tiempo; algunos ejemplos son el arroz, la papa, la pasta, la avena y las grasas saludables (las insaturadas, que no han sido procesadas ni transformadas, que ayudan a cuidar tu corazón, tu cerebro y tu energía) como el aguacate, los frutos secos, el pescado y el aceite de oliva. Además, incluye frutas y verduras todos los días; son ricas en vitaminas y minerales que ayudan a tu cuerpo de recuperarse del estrés y el agotamiento diario.

Escucha a tu cuerpo, no a las modas. Comer bien es una forma de cuidarte; si algo te deja con más ansiedad, cansancio o cambios de ánimo, debes revisarlo. Busca tiempo y espacio para tus comidas, come de manera consciente para conectar con tus necesidades reales. Permítete disfrutar de lo que comes. Comer con gusto, disfrutando, con atención, sin culpa y sin crítica es muy importante para tener una relación saludable con la comida

Más que calificar a algunos alimentos como "malos", lo importante es identificar las porciones y necesidades de cada uno. No uses la comida como tu único refugio o recompensa. Busca también opciones como descanso, afecto, espacios que te nutran emocionalmente.

Una buena alimentación también implica flexibilidad y capacidad de adaptación a las circunstancias. Significa, por ejemplo, aprovechar las frutas de temporada, planificar los menús teniendo en cuenta el presupuesto disponible, y poder disfrutar de eventos sociales sin obsesionarse por encontrar siempre el alimento "perfecto".

La alimentación balanceada también involucra la opción de compartir. Comer en compañía, tener tiempo para conversar, reírse, saber cómo está el otro es también una manera de nutrir el espíritu y fortalecer vínculos.

TIPS
PARA RECORDAR

La buena alimentación es sana, variada, equilibrada e individual. Si se requiere un plan de alimentación, este debe ser guiado por un especialista. Recuerda siempre tener cuidado con el consumo de los alimentos ultraprocesados.

4

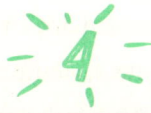

ADECUADA ORGANIZACIÓN DEL TIEMPO

Lo que es importante casi nunca es urgente,
y lo que es urgente casi nunca es importante.
DWIGHT EISENHOWER

Es frecuente que la distracción, el caos, el estrés, la sensación de que no alcanza el tiempo, las interrupciones y las tareas no finalizadas se conviertan en la norma. Para mucha gente se ha tornado difícil saber cómo priorizar, cómo identificar objetivamente lo que es urgente, cómo actuar sobre lo que es importante, o, simplemente, saber si se le está dando prioridad al trabajo correcto en el momento adecuado. Por eso, es clave encontrar estrategias efectivas y funcionales para establecer prioridades y lograr concentrarse y centrarse de una manera más eficiente.

Existen muchas maneras para gestionar el tiempo, y con la adecuada organización se pueden observar aumentos de productividad. Ordenar las prioridades y tener un mayor equilibrio entre las diferentes actividades permite conseguir espacios útiles para el autocuidado y el descanso, y aumentar incluso el tiempo "de calidad" para compartir con otros.

CASO DE REFLEXIÓN

Mujer de cuarenta años, consulta por conflictos en su relación de pareja y manifiesta cansancio, irritabilidad y desmotivación. Llevan diez años juntos, siente que su relación se volvió monótona y además tienen conflictos cotidianos. Una de las quejas de su pareja es que ella trabaja mucho, lleva trabajo a casa y ya no pasan tiempo juntos, así que no han vuelto a cine, ni a cenar fuera, ni a reuniones con amigos.

La paciente dice estar en el momento más importante de su carrera, con un cargo muy alto. Se siente autopresionada a demostrar que sí puede, que sí se merece el cargo y el sueldo que tiene. Dice que gran parte del tiempo está realizando muchas tareas, que no logra delegar y siente que ya no da más, y que su pareja no es comprensiva con su situación. Se siente culpable si no adelanta trabajo el fin de semana y por eso ya no le gusta salir a otras actividades, pues, si sale, está pensando en que podría aprovechar mejor el tiempo en vez de "perderlo" en cosas no productivas.

También manifiesta que se ha subido 7 kilos en el último año, probablemente porque ya no cocina y pide muchos domicilios. Lleva dos años sin hacerse chequeos médicos porque "no tiene tiempo".

En consulta trabajamos en cómo organizar mejor sus tiempos de trabajo y su tiempo libre, en resignificar el tiempo libre como algo necesario, en priorizar sus actividades según el método Eisenhower para que pueda delegar y reorganizar mejor sus actividades laborales.

Se insistió en la necesidad de mejorar sus hábitos de ejercicio y alimentación, en consultar a su médico para control de rutina y se remitió a terapia de pareja.

Un año después, a pesar de que no continuó la relación con su pareja, lograron una separación de mutuo acuerdo y en buenos términos. La paciente continúa con su mismo trabajo, aún le cuesta delegar, trabaja diez horas diarias, pero ya no lleva trabajo a casa, ni trabaja el fin de semana. Ahora no se siente culpable por descansar, mejoró sus hábitos de alimentación, bajó 3 kilos, se siente mejor físicamente, sin cansancio, y está motivada por su autocuidado.

AUTORREFLEXIÓN

¿Estoy logrando diferenciar lo que es urgente de lo que es importante?
SÍ ___   NO ___

¿Estoy dejando espacio en mi agenda para mis necesidades básicas, como comer, asistir a las citas médicas, hacer ejercicio?
SÍ ___   NO ___

¿He normalizado trabajar en la noche y los fines de semana?
SÍ ___   NO ___

¿Estoy respetando mi horario de sueño?
SÍ ___   NO ___

¿Si no estoy trabajando, siento que estoy perdiendo el tiempo?
SÍ ___   NO ___

¿Me siento bien pidiendo vacaciones?
SÍ ___   NO ___

¿Mis seres queridos dicen que me extrañan, que ya no me ven, que solo trabajo y nada más?

SÍ ___   NO ___

¿Siento que no me alcanza el tiempo para lo que realmente me importa y quisiera hacer?

SÍ ___   NO ___

¿Siento que no puedo darle prioridad a mi salud y ya mi cuerpo habla por mí y he tenido varias incapacidades?

SÍ ___   NO ___

¿Siento que estoy más irritable con las personas cercanas o con mis compañeros?

SÍ ___   NO ___

¿Siento que vivo en modo avión, en automático?

SÍ ___   NO ___

¿CÓMO ORGANIZAR MEJOR EL TIEMPO?

Algunas recomendaciones generales se basan en establecer límites claros, cumplibles y específicos entre el tiempo dedicado al trabajo y a la vida personal; en organizar el espacio físico en el que se desenvuelven las diferentes actividades; en identificar objetivamente las motivaciones y los incentivos íntimos (que son el combustible y el motor que impulsan a la mejoría global de cada persona), y en apoyarse en herramientas que ayuden a gestionar tareas de una manera más útil y provechosa (por ejemplo, se pueden usar aplicaciones que generen alarmas y recordatorios, o una agenda física para planear y organizar actividades, entre otras).

Sin embargo, lo fundamental es tener claridad en los objetivos, ser realista en la planeación y encontrar la motivación para el cambio.

- **Lo necesario**: poner orden y evitar el caos ambiental o mental (dispersión en las tareas).
- **Lo importante**: eludir las distracciones parásitas que dificulten la tarea y, en todo caso, evitar a toda costa el *multitasking*.

Una forma práctica para iniciar el proceso es establecer cuáles son los objetivos a corto, mediano y largo plazo. Lo recomendable es que sean objetivos claros, medibles, posibles y asequibles. Dividir las tareas en pasos más pequeños y específicos, y tomar las medidas necesarias para reducir todas las distracciones.

Hay que recordar que el *multitasking* o multitarea es un mito. No es cierto que esto haga tener más resultados en menos tiempo. Esto hace que el cerebro se disperse y tenga que esforzarse mucho más, con el precio de un mayor agotamiento y más riesgos de cometer errores. Es mejor trabajar en una sola tarea a la vez para tener atención, concentración (focalización) y mayor rendimiento.

Siempre son necesarios los periodos de descanso activo. Incluso es deseable anotar estos tiempos de descanso en la agenda, pues el cerebro de verdad necesita descansar para recargarse. En este sentido, se pueden organizar bloques de tiempo (de dos a tres horas cada bloque) para las diferentes tareas, o agrupar las tareas similares para que queden en el mismo bloque de tiempo y tomar un descanso de diez a quince minutos al final de cada uno.

Para muchas personas el método Pomodoro es muy efectivo. Consiste en tener una lista de tareas pendientes priorizadas y dedicar veinticinco minutos a estas, una por una, sin interrupciones para revisar los mensajes de texto o las redes sociales. Luego, una vez que se cumpla el tiempo, sigue un descanso de cinco minutos. Lo ideal sería hacer alguna actividad física durante el descanso, como tomar un refrigerio o levantarse para estirar los músculos. Se recomienda llevar estos ritmos de veinticinco minutos de trabajo y cinco minutos de descanso por cuatro sesiones, y luego sí tener un descanso más largo, de veinte a treinta minutos.

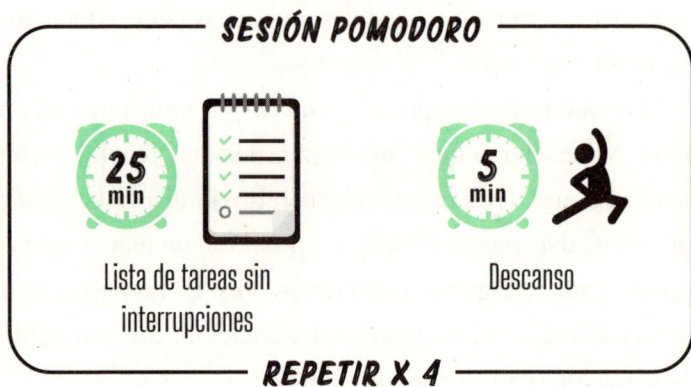

SESIÓN POMODORO

25 min — Lista de tareas sin interrupciones

5 min — Descanso

REPETIR X 4

El método Eisenhower es una herramienta muy valiosa, en la que lo primero que hacemos es definir los objetivos de la manera más clara posible. Luego estos objetivos se organizan en una matriz, que es un cuadrado que se divide en cuatro áreas. Cada una de las áreas representa una parte de las actividades que se deben realizar, organizadas según su nivel de importancia.

- **Las tareas urgentes** requieren atención inmediata. Lo que es urgente debe hacerse ahora, y si no se finalizan esas tareas en un marco de tiempo específico, habrá consecuencias indeseables. Estas son *tareas que no se pueden evitar*, y cuanto más demoras haya en terminarlas, más estrés se experimentará, lo cual obviamente llevará a un nuevo agotamiento.

- **Las tareas importantes** pueden no requerir atención inmediata, pero estas te ayudan a lograr tus objetivos a un mediano y largo plazo. El hecho de que estas sean menos urgentes no significa que no importen. Se requiere planificarlas con cuidado para usar los recursos de manera eficiente.

Lo que comprende la matriz son estos cuadrantes:

	URGENTES	NO URGENTES
IMPORTANTES	**HACER** Representa las actividades con más prioridad, que deben realizarse de inmediato y no pueden posponerse ni delegarse. Son las que están más conectadas con los grandes objetivos.	**PROGRAMAR** Corresponde a las tareas que sí o sí se deben llevar a cabo, pero no necesariamente de forma inmediata. La ejecución de estas tareas se hará después de haber finalizado las del cuadrante uno. Están conectadas con los grandes objetivos, pero el tiempo no supone una amenaza.
NO IMPORTANTES	**DELEGAR** Aquí es donde se ubican la mayoría de las tareas. Son tareas que deben realizarse, pero que no están directamente conectadas con los grandes objetivos.	**ELIMINAR** Son las tareas que carecen de relevancia. Se pueden posponer, disminuir o eliminar.

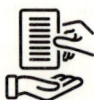

Lo que se recomienda es delegar la mayor parte de tareas que están en el cuadrante tres, es decir, las que son urgentes, pero no importantes. Siempre que sea posible, este tipo de actividades deben quedar en manos de otras personas, para que no nos quiten el tiempo que debemos dedicarle a lo realmente esencial.

Suele ser muy útil que al final de cada día se haga una evaluación objetiva de lo que se hizo. Reconocer lo logrado es motivador y permite saber cómo van la planeación y los objetivos. Además, dedica los últimos diez minutos de tu horario para planificar el día siguiente. Esto permite empezar con claridad (objetivos claros) las actividades de cada día.

También te recomiendo priorizar lo más complejo (o lo que menos guste), evacuando estas tareas primero y ojalá a primeras horas de la mañana. Lo difícil, largo o tedioso va primero, y así evitas la procrastinación. La satisfacción de lograr esas tareas también es un buen motivador para continuar.

Para algunas personas, aplica mejor la **ley de Pareto** o principio del factor de parquedad, que dice que el 20% de las causas origina el 80% de las consecuencias; también se le conoce como la regla 80/20. Con esta ley podría asumirse que el 20% del esfuerzo determina el 80% de los resultados; entonces, sería hacer primero las tareas más cortas y sencillas, que suelen ser mayor número de actividades, para finalizar el 80% de tus tareas relativamente rápido, y después abordar el 20% de las tareas restantes, que son las más complejas, pero menos numerosas, y que tomarán el 80% de tu tiempo.

Dentro de la buena organización del tiempo también es muy importante **aprender a poner límites y a delegar.** Si se aceptan más actividades o compromisos, cada vez estarás más lleno de pendientes.

En su libro *Una mente con mucho cuerpo*, la Dra. Rosa Molina sugiere[6]:

- Planificar la noche anterior la ropa que se va a usar al día siguiente, lo que se va a desayunar, lo que se va a cocinar.
- Tomar las decisiones más importantes por la mañana.
- Dejar para el final del día las decisiones más mecánicas.
- Buscar espacios para la meditación.
- Trabajar por lotes.

TIPS
PARA RECORDAR

La organización del tiempo y los espacios se asocia con una mayor sensación de bienestar y una mayor productividad. Al gestionar mejor el tiempo so obtiene más tiempo de calidad.

Cada persona tiene un ritmo y un proceso diferente para priorizar y lograr sus objetivos; por eso es importante encontrar las herramientas que le sirvan a cada uno. No obstante, siempre es necesario tener tiempos de descanso durante la jornada.

───────

6   2021.

5

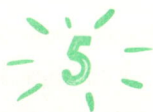

ADECUADO USO DE PANTALLAS DE EQUIPOS DIGITALES

El uso de las pantallas en todas sus formas (incluidas la televisión, los computadores, las tabletas y los teléfonos inteligentes), ya sea habitual, crónico o "descontrolado", puede afectar cómo nos sentimos, cómo aprendemos, cómo pensamos y cómo nos comportamos. Las pantallas afectan nuestra forma de vivir; no solo las capacidades de concentración, memoria, atención e interpretación que nos caracterizan como humanos, sino también nuestras conductas y la forma de relacionarnos con los demás. Esto es más grave cuando el uso ilimitado de las pantallas se inicia en las edades más tempranas.

CASO DE REFLEXIÓN:

Hombre de veintiocho años llega a consulta, obligado por sus padres, que lo notan muy cambiado. Dicen que no es el mismo de antes, que solo usa el celular y juega videojuegos. En la consulta refiere que todo el tiempo se siente muy cansado y desmotivado; no duerme bien, se siente solo, y ha llegado a pensar que sería mejor no estar vivo, pues siente que le está causando muchos problemas a su familia y no ve motivos para seguir adelante. Ya no disfruta lo que antes le gustaba y no se siente capaz de salir a buscar empleo.

Hace un año se quedó sin trabajo debido a un recorte de personal y tuvo que regresar a vivir con sus padres. Antes disfrutaba de los videojuegos de manera moderada, jugaba con sus amigos en línea un par de horas los sábados y domingos, tenía pareja y disfrutaba de su compañía y de hacer planes juntos, le gustaba salir a trotar y escuchar música.

Desde que se quedó sin trabajo siente que no es capaz, no disfruta de hacer ejercicio, y encontró que los videojuegos y revisar constantemente sus redes sociales lo calma y lo desestresa, y por eso pasa cada vez más tiempo conectado. Ya no juega videojuegos con sus amigos, porque ellos solo lo hacen los fines de semana; su pareja se sintió desplazada por los videojuegos y le pidió que le dedicara más tiempo, pero él decidió terminar la relación, aduciendo que no tiene dinero para invitarla a salir, no se siente merecedor de su afecto y que ella se molesta mucho porque él siempre está "conectado". También reporta que a veces no tiene deseos ni de bañarse o arreglarse y que solo quiere revisar Instagram y TikTok para ver qué hay de nuevo. Siente que no puede parar de revisar las redes sociales, e incluso es una de las razones por las cuales no puede dormir bien, pues se queda hasta altas horas mirando el celular, con angustia de perderse algo interesante si se duerme más temprano.

En el examen mental él estaba consciente, orientado, con poco cuidado de su presentación personal, estado de ánimo depresivo que se percibía en su manera de hablar, moverse, relacionarse con otros, pensamiento con ideas de minusvalía, desesperanza, culpa, y un discurso muy centrado en su necesidad de jugar videojuegos y revisar el celular, y en la culpa que siente por perturbar y preocupar a sus padres. Se encontró que tiene una conciencia parcial de una posible adicción a la tecnología.

En este caso, se trabajaron los cuadros depresivo y adictivo que estaban generando múltiples síntomas y disfunción de la vida cotidiana, además del cansancio. Se necesitó un manejo farmacológico y psicoterapéutico.

A los ocho meses del tratamiento, consiguió trabajo, mejoró su estado de ánimo, su autocuidado, y aún sigue buscando regular mejor el tiempo que les dedica a las pantallas. Los videojuegos los usa solo tres horas el fin de semana. Reporta sentir menos cansancio y mejoró muchísimo la higiene del sueño, aunque a veces presenta insomnio.

AUTORREFLEXIÓN

¿Paso más tiempo de lo planeado en el celular y no puedo dejarlo?
SÍ ___   NO ___

¿Ignoro mis responsabilidades o a mis seres queridos por estar en el celular?
SÍ ___   NO ___

¿Me siento ansioso o molesto cuando no puedo tener el celular?
SÍ ___   NO ___

¿Uso el celular para aliviar sentimientos de ansiedad o depresión?
SÍ ___   NO ___

¿Duermo con el celular en la almohada y lo reviso en la madrugada?

SÍ___   NO___

¿Necesito estar revisando el celular múltiples veces en una hora?

SÍ___   NO___

¿Realizo mis comidas revisando el celular?

SÍ___   NO___

¿Prefiero las conversaciones virtuales que las presenciales?

SÍ___   NO___

¿Descuido mi sueño o mi higiene personal por estar conectado al celular?

SÍ___   NO___

¿Descuido mis relaciones interpersonales (trabajo, familia, pareja) por pasar tiempo en el celular?

SÍ___   NO___

¿Cada vez necesito usar más y más mi celular?

SÍ___   NO___

¿CÓMO MEJORAR EL USO DE PANTALLAS?

Es indudable que la tecnología le ha traído muchos beneficios al mundo moderno. Sin embargo, es necesario poner algunos límites frente a su uso para proteger el sueño, los relojes del cerebro, el manejo del tiempo, la atención, la capacidad de trabajo, las relaciones interpersonales y el estado de ánimo.

Poner límites es lograr usar la tecnología a tu favor y recuperar el equilibrio entre el mundo digital y real.

MENORES DE DOS AÑOS

Los niños menores de dos años aprenden y crecen cuando juegan, se mueven y exploran el mundo físico que los rodea. Sus mentes aprenden mejor cuando interactúan y juegan con niños y adultos, con sus padres, hermanos y cuidadores. A esta edad, todavía no han desarrollado su cerebro ni han adquirido los *sistemas de valores* que facilitan los procesos de socialización; por eso, obviamente tienen dificultades para comprender lo que ven en las pantallas y cómo toda esa información y estimulación se relaciona con el mundo que los rodea. Por todo eso, **no se recomienda el uso de pantallas en menores de dos años.** A partir de los dos años, los niños pueden entender algunos pocos contextos e incluso aprender palabras (no necesariamente sus significados) a través de chats de video en vivo, como cuando interactúan con otros niños o cuando se unen a una conversación virtual con sus padres.

DE TRES A CINCO AÑOS

Tienen mentes más maduras, por lo que un programa educativo bien diseñado puede ayudarlos a aprender habilidades sociales, lingüísticas y de lectura. En esta edad es importante tener en cuenta que el uso o exposición a pantallas debe tener límites claros:

- Máximo una hora por día.
- Intercalar con otras actividades saludables para sus cuerpos y mentes.

- Los contenidos deben ser interactivos y adecuados para la edad, sin escenas violentas.
- El uso de pantallas debe ser supervisado por los padres y otros adultos responsables.

DE SIETE A DOCE AÑOS

- Usar las pantallas máximo una hora por día, siempre con la supervisión presencial de adulto responsable.
- Nunca permitir su uso en horas de comidas. Los padres tampoco deberían usar ninguna pantalla en las horas en que comparten las comidas con sus hijos.

DE DOCE A QUINCE AÑOS

- Se recomienda un uso máximo de 1:30 horas por día. Con este grupo de edad se debe tener mucho cuidado con las redes sociales.
- Los dormitorios no deben tener pantallas. En esta etapa, las regiones del cerebro asociadas con el autocontrol maduro no se han desarrollado por completo.
- Lo más importante es que las pantallas no interfieran en la vida normal de los niños, ni con el tiempo en familia, el ejercicio ni las horas de sueño.
- Con respecto a los adolescentes, en todo momento debe haber una supervisión directa parental sobre el uso de las pantallas y sus contenidos, sobre todo si existen riesgos para su salud y seguridad.
- El uso adecuado de las redes sociales debe basarse siempre en el nivel de madurez de cada adolescente, según los niveles

ya alcanzados en el desarrollo intelectual, la comprensión de los riesgos de estas y las habilidades de autorregulación.

✓ Evitar el uso de redes sociales con contenido relacionado con comportamientos ilegales, sexuales, discriminatorios, de ciberacoso o psicológicamente inadaptados, como el que alienta a los jóvenes a tener conductas riesgosas para la salud (autolesiones, daño a otros, consumo de tóxicos), o lo que pueda fomentar comportamientos de trastornos alimentarios (como purgas, ejercicio excesivo, restricción alimentaria).

✓ Involucrar a los preadolescentes y adolescentes en conversaciones sobre el uso de las pantallas, intimidad emocional, la ciudadanía digital, y preguntarles por lo que han visto o leído, con quién se comunican y lo que han aprendido del uso de los dispositivos.

✓ Se les debe insistir en que traten a los demás con respeto (en línea o no) y educarlos para evitar el acoso cibernético y el *sexting*, y para que desconfíen de las solicitudes anónimas o sospechosas que les lleguen. También sobre qué hacer cuando se es víctima o se reconoce el acoso en terceros.

PARA TODA LA FAMILIA

✓ No te dejes presionar para usar la tecnología muy rápido con tus hijos. Los dispositivos digitales son diseñados para ser intuitivos y los niños aprenden rápidamente.

✓ Averigua qué tipo de dispositivos son apropiados para tus hijos y para ti.

✓ Establece límites coherentes en las horas de uso de las pantallas, así como en los tipos de pantallas utilizadas.

⚡ Usa las pantallas con tus hijos para aprender, ser creativos y compartir estas experiencias en familia.

⚡ Deja de usar dispositivos o pantallas dos horas antes de acostarse. No dejes que tus hijos duerman con dispositivos como los teléfonos inteligentes.

⚡ Planifica momentos y lugares libres de pantallas para toda la familia. Puede ser los fines de semana por la mañana o antes de ir al colegio.

La Asociación Americana de Pediatría recomienda NO usar pantallas a la hora de comer —hacerlo aumenta las probabilidades de sufrir obesidad—, mientras se hacen tareas escolares o se está en el colegio, mientras se cruza la calle, cuando se está en el carro (a menos que sea un viaje largo) o en el coche de los bebés.

ADULTOS

Cada vez la tecnología cumple más roles en nuestras vidas y eso dificulta lograr un balance, pues gracias a esta podemos estar en contacto con nuestros seres queridos, trabajar, estudiar, estar informados, se nos hace más fácil viajar, nos permite comprar, pagar cuentas, realizar consultas médicas, nos entretiene y nos inspira, entre otros beneficios.

Hasta ahora te he dado las recomendaciones para ayudar a niños y adolescentes con el manejo de pantallas y tecnología, pero no olvidemos que los adultos también hemos llegado a un uso indiscriminado de esta y que incluso no cumplimos las normas que indicamos para otros miembros de la familia. Se calcula que una persona promedio revisa su correo o el chat cada seis minutos, utiliza más de cincuenta y seis aplicaciones o herramientas al día, y el 40% del tiempo está en multitarea.

Para lograr encontrar un balance te voy a compartir algunas recomendaciones para que tú también puedas mejorar en esta área que, para muchos, seguramente es una razón de cansancio, de procrastinación, de malos hábitos de sueño y de exceso de estímulos e información:

1. Establece una franja de horario para revisar el correo y las redes sociales.

2. Utiliza las herramientas que tienen los celulares y aplicaciones para establecer alarmas y limitar el tiempo en pantalla.

3. Asegúrate de que tu primera acción del día no sea revisar el celular.

4. En la noche desactiva notificaciones, luces y sonidos, o, mejor aún: apaga el celular.

5. Establece la hora límite para uso de pantallas en la noche y nunca las uses en la madrugada para pasar el tiempo.

6. Recuerda y haz una lista de todas las actividades que disfrutas y que te generan bienestar.

7. Revisa y configura las opciones de **privacidad**.

8. Controla tus gastos en línea. Establece un día y hora para lo que necesitas comprar y delimita el monto de dinero que puedes usar en línea.

9. Cuida tu **postura** al usar la tecnología. Ten en cuenta que las tendinitis y los dolores y espasmos en el cuello son muy frecuentes por no tener posturas y elementos ergonómicos. Con respecto al celular, debes sostenerlo con la dos manos y con los brazos pegados al tronco. Evita en cualquier caso

sujetar el dispositivo en forma de pinza entre tu cabeza y tu hombro. Sitúa el celular a la altura de los ojos y a una distancia de 25 o 30 cm con respecto a estos.

10. Prefiere las aplicaciones educativas que te ayudan a distraerte y a aprender al mismo tiempo.

11. Sé cuidadoso con las fuentes que consultas, **verifica** y dosifica la información que recibes.

12. Sé respetuoso en línea. Trata a los demás con amabilidad, evita el lenguaje de crítica o de ofensa. Detrás de cada perfil existe un ser humano real que siente y sufre si es atacado, criticado o maltratado. Si no encuentras algo bueno que decir, mejor no interactúes con ese perfil.

13. Prioriza las actividades que no son virtuales, ¡mucho mejor si son al aire libre!

14. Nunca **textees mientras conduces** un vehículo.

15. No hables por celular en voz alta mientras estás en lugares públicos.

16. Respeta a quien tienes enfrente, mirándolo a la cara cuando te habla, evitando que se sienta ignorado.

17. **Ten cuidado con los mensajes de extraños, con el *sexting* y las situaciones de acoso**, no solo los adolescentes tienen dificultades con estas situaciones.

Por último, te comparto los resultados de un estudio realizado en 2023, que analizó veintitrés ensayos controlados aleatorizados sobre el uso de la tecnología. Este estudio encontró que reducir o abstenerse del uso de las redes sociales mejora significativamente la salud mental, especialmente en síntomas de depresión y ansiedad. Además, las comparaciones sociales en redes afectan la imagen corporal y la percepción que se tiene de uno mismo y de la vida.

El internet puede proporcionar un escenario para diversos puntos de vista, lo que puede mejorar las habilidades para tomar decisiones. Sin embargo, hay que tener cuidado con la forma en que puede conducir a un pensamiento polarizado y a un deterioro del juicio social.

El creciente número de datos digitales en línea contiene información valiosa sobre el comportamiento humano, los ritmos cotidianos, la atención, los intereses, las actitudes, las normas y los valores, con una alta resolución espacial y temporal. Estos temas de investigación son clave en el campo emergente de la "culturomics", que se centra en el estudio de la cultura humana a través del análisis cuantitativo de grandes cantidades de datos digitales.

Lo más novedoso en tecnologías, como la realidad virtual, realidad aumentada y la inteligencia artificial, con sus impactos neuropsicosociales, continuará transformando aún más la forma en la que interactuamos.

TIPS
PARA RECORDAR

La tecnología llegó para quedarse y para ayudarnos a tener una vida más eficiente, conectada, y esperamos que mejor, pero siempre debemos ser equilibrados en el uso de sus herramientas.

Cuando podamos reunirnos y tener contacto físico y real, acompañarnos, escucharnos y ponernos atención, esto debe ser priorizado por encima de las reuniones virtuales, o de estar reunidos pero usando el celular.

Es necesario que los padres sean ejemplo de uso de las pantallas para sus hijos.

Urge tener espacios libres de conexión digital.

Es fácil crear una adicción a la tecnología.

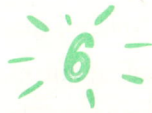

6

MANEJO DE LA ANSIEDAD

Como ya te mencioné, la ansiedad es un conjunto de procesos psicológicos y fisiológicos que aparecen cuando se perciben peligros (que pueden ser reales o solo percibidos como tales), y que nos predispone a reaccionar con rapidez. Así, se genera un sistema de hiperalertamiento en el que el sistema nervioso se vuelve más sensible a los estímulos imprevistos. Aunque un monto adecuado, oportuno, limitado de ansiedad puede llevar a mayor atención, eficacia y rendimiento, la respuesta ansiosa puede ser abrumadora y desadaptativa.

La ansiedad se caracteriza por ser un sistema complejo, dinámico y abierto. Es una respuesta "adaptativa" (normal), siempre y cuando sea proporcional al estímulo que lo desencadena; por ejemplo, si se presenta un movimiento telúrico grave, es de esperarse que se active toda la señal de alarma con la búsqueda de "luchar o de huir", y, en ese caso, el cuerpo reacciona en consecuencia con la gravedad del evento para lograr la protección adecuada. Esto es, se actúa en coherencia con la situación. Pero cuando la señal de alarma se prolonga innecesariamente, se queda activada, o no hay una razón objetiva y suficiente para haberse activado, se torna innecesaria, genera confusión, desgaste físico y mental y comienza a presentarse como una "falsa alarma", ante la cual el cerebro reacciona de manera equivocada, como si el peligro estuviera sucediendo de verdad.

Cuando piensas en "qué tal que", "qué tal que se accidenten mis padres", "qué tal que me despidan del trabajo", "qué tal que me enferme y tenga algo grave que ningún médico sepa tratar", "qué tal que se caiga el avión", "qué tal que mi hijo se ahogue en la piscina", etc., estas son *situaciones hipotéticas*, construidas sobre nuestros miedos más grandes, que disparan todas las alarmas cerebrales (como si, en efecto, estuvieran sucediendo). Así, el cuerpo presenta toda la cascada fisiológica de "lucha o de huida", se siente que algo malo va a suceder y los pensamientos se quedan pegados en lo catastrófico, como, por ejemplo, "me estoy volviendo loco", situación que genera una *crisis de ansiedad*, pues en estos casos el cerebro no pierde tiempo, no diferencia la hipótesis de la realidad, y entra a generar toda la respuesta exagerada de defensa.

Cuando la ansiedad es *normal*, entonces es una señal que genera alerta y protección; cuando es *patológica*, llega a provocar gran sufrimiento, es desadaptativa en la vida cotidiana y produce, en consecuencia, desorganización de las funciones mentales.

La ansiedad como patología tiene varios factores que pueden ser los causales, tales como la genética, las experiencias traumáticas, los cambios en los neurotransmisores del cerebro, las situaciones estresantes crónicas, o algunas enfermedades.

Existen diversos desencadenantes de la ansiedad y varían acorde a la edad, la cultura, las experiencias vividas, el sistema de creencias y los mecanismos de afrontamiento que se posean. Dentro de los más frecuentes están las situaciones estresantes alrededor de lo laboral, académico, y de los conflictos familiares.

Los cambios suelen ser un factor predisponente, tales como cambio de ciudad, de país, de casa, de etapa de vida, de trabajo, de cultura, de pareja, cambio económico, la jubilación, el divorcio. **Las personas que tienen pensamientos y creencias negativas con tendencia a** interpretar los eventos de manera catastrofista o que tienen una autoimagen negativa pueden tener mayor predisposición a sufrir de ansiedad.

El sentirse expuesto, evaluado, observado en situaciones sociales, académicas o laborales con temor al juicio, la burla, la crítica, el rechazo, son situaciones que pueden generar vulnerabilidad hacia la ansiedad.

La baja autoestima, el pobre autoconcepto, con dudas constantes sobre uno mismo y las capacidades, son situaciones que alimentan un diálogo interno negativo, donde el autoboicoteo es constante y puede generar ansiedad. Por otro lado, el perfeccionismo excesivo, con elevadas exigencias personales y alta preocupación por cometer errores, se acompaña también con ansiedad.

El filósofo surcoreano Byung-Chul Han, en *La sociedad del cansancio*, analiza la sociedad contemporánea, indicando que vivimos en un mundo donde nos "autocontrolamos, nos autoexplotamos en nuestro deseo de ser personas de alto rendimiento", "un mundo donde se renuncia a la privacidad para tener el placer de confirmar que se optimizan los proyectos de vida: leer más, perder peso, saber más", etc. Describe la sociedad del "*Yes, you can*" como una que afirma que todos podemos llegar hasta donde nos propongamos con solo esforzarnos: "¡Tú puedes!".

Lo descrito por el autor es una situación que veo mucho en la consulta médica: ese afán de correr y correr por la vida, con dificultad para disfrutar y la sensación de una amenaza latente en cada paso de esa carrera, "y si no llego rápido, y si no lo logro, y si no soy el mejor, y si no demuestro mi potencial, y si no hago dinero, y si no me caso a los treinta, y si no tengo hijos, y si no sobresalgo, y si no le encuentro el sentido a la vida, y si no me sirve el vestido que quiero, y si no llego al cuerpo perfecto, y si...". Esa carrera hacia un "si todos pueden, yo puedo", "yo debo tener el mayor rendimiento, "si no, la vida no tendría sentido", "si no, la vida sería un desperdicio", es un camino sin fin, lleno de sufrimiento, de comparación, de sensación de no ser suficiente, de ser el más mediocre, de sensación de pérdida y de ser perdedor constantemente, y todo esto dispara un monto de ansiedad enorme y, en muchos casos, una ansiedad patológica con el consiguiente cansancio. Luego dicen: "¡No entiendo por qué estoy siempre tan cansado!".

Algunos **ejemplos típicos de ansiedad** son:

- El miedo a hablar en público, que suele asociarse con síntomas de diarrea, dolor abdominal, taquicardia, dificultad para respirar, bloqueo durante la presentación con olvido de lo que se tenía preparado, y en ocasiones hasta el desmayo.
- El miedo a la enfermedad, con la autoobservación constante que lleva a magnificar lo que se siente y a interpretar que se está en peligro inminente de una enfermedad grave o de la muerte.

- El miedo al fracaso, que genera parálisis y evitación, como el que está a punto de graduarse de una carrera universitaria, ha tenido un muy buen desempeño académico, pero se queda paralizado frente a la tesis por el miedo al fracaso a no lograr lo que se espera de él, por el miedo a decepcionar y a decepcionarse.

- El miedo al cambio que hace que las personas procrastinen, no tomen decisiones, y, a veces, se quedan como espectadores esperando que la vida actúe.

- El miedo al conflicto y a las confrontaciones, situaciones en las cuales las personas se tornan muy complacientes, pero luego, al encontrarse en una situación de *disonancia cognitiva* —es decir, al evidenciar una incongruencia de lo que piensa y de lo que se hace—, esto les genera ansiedad.

- El miedo al rechazo, por el cual muchas personas no actúan y no opinan.

CASO DE REFLEXIÓN

Paciente de treinta y cinco años consultó por cuadro de una semana de evolución; refirió cansancio marcado, diarrea, dolor en la boca del estómago que lo despierta a las 3 a. m. y no puede conciliar el sueño nuevamente, sensación de que algo malo puede suceder.

Refirió que su contrato laboral se terminó hace dos meses porque la empresa en la que trabajaba cerró definitivamente, y seis meses atrás compró un apartamento y tiene un hijo de cinco años que acaba de ingresar al colegio.

Los síntomas comenzaron cuando lo citaron a una entrevista de trabajo, y desde ese momento tiene temor de no ser suficiente, de no "dar la talla", no ser elegido, equivocarse y quedar mal. No obtener el puesto de trabajo no solo es una decepción y una dificultad para la economía personal y del hogar, sino que piensa que, si no obtiene el trabajo, "es una vergüenza". Se pregunta cómo les va a decir a los demás que no logró ese trabajo, qué pensarán los demás, que no puede ni siquiera hacer una buena entrevista.

Nunca había tenido síntomas de ansiedad. Afirmó haber tenido buena salud y buenos hábitos de vida; hace ejercicio y en general duerme bien, pero en la actualidad se siente bajo mucha presión por las responsabilidades y expectativas y se siente muy observado.

Teniendo en cuenta el nivel de activación fisiológica, el impacto en su funcionamiento cotidiano y el malestar subjetivo tan significativos, se indicó tratamiento farmacológico con ansiolítico de inicio rápido, enfocado en estabilizar los síntomas agudos interferentes y favorecer el sueño. El paciente fue receptivo con las indicaciones y la propuesta terapéutica. Desde la primera consulta se abordaron técnicas de regulación emocional, buscando una respiración más consciente y pausada e identificando que, aunque sus síntomas eran molestos, no estaba en peligro, para así ir disminuyendo la percepción de alarma que había creado su cerebro y poder recuperar la sensación de control corporal. Se identificaron pensamientos de carácter catastrófico, centrados en la percepción de fracaso y el miedo a la desaprobación externa. Trabajamos en identificar y cuestionar estos pensamientos automáticos buscando diferenciar hechos de interpretaciones, analizando las evidencias. Se exploró, además, el impacto emocional por las pérdidas y los cambios recientes (pérdida de empleo, escolarización del hijo, compra de apartamento).

Durante el proceso el paciente logró identificar la presión autoimpuesta y el temor a quedar mal como factores disparadores de ansiedad y que lo bloquean en escenarios en que se siente evaluado.

Tras tres meses de seguimiento reportó mejoría en la calidad del sueño, disminución en los síntomas gastrointestinales, se retiró el ansiolítico y continúa trabajando en fortalecer su autoestima, y en implementar técnicas de regulación emocional.

AUTORREFLEXIÓN

¿Me cuesta controlar los pensamientos negativos?
SÍ ___   NO ___

¿Me preocupo con frecuencia por situaciones futuras e imagino los peores escenarios?
SÍ ___   NO ___

¿Me preocupo mucho por lo que los demás puedan pensar de mí?
SÍ ___   NO ___

¿Cuando algo no me sale como esperaba, me critico y descalifico?
SÍ ___   NO ___

¿Si cometo un error siento que soy un fracaso y que ya no hay salida?
SÍ ___   NO ___

¿Me preocupo en exceso por cosas que otras personas ven más manejables?

SÍ _ _ _   NO _ _ _

¿Me siento en modo alerta la mayor parte del tiempo, como si algo malo fuera a pasar?

SÍ _ _ _   NO _ _ _

¿Cuando enfrento momentos de tensión tengo cambios físicos que interfieren en mi vida cotidiana, como dificultad para respirar, sudoración profusa, diarrea, o sentir el corazón muy acelerado?

SÍ _ _ _   NO _ _ _

¿Evito situaciones o lugares por miedo a sentirme mal o perder el control?

SÍ _ _ _   NO _ _ _

¿Busco ser perfecto y me urge controlarlo todo?

SÍ _ _ _   NO _ _ _

¿Me cuesta conciliar el sueño?

SÍ _ _ _   NO _ _ _

¿Siento que no puedo apagar el cerebro?

SÍ _ _ _   NO _ _ _

¿No puedo disfrutar el momento porque estoy pensando en que debería estar en otro lugar o haciendo algo diferente?

SÍ _ _ _   NO _ _ _

¿CÓMO PODEMOS MANEJAR LA ANSIEDAD?

Este libro es solo una guía con una información básica, por lo que reitero que no pretende ser ni puede reemplazar a la evaluación clínica ni la valoración de un profesional calificado.

No obstante, te comparto algunos puntos que pueden ser de utilidad en general para el manejo de la ansiedad.

Antes que nada, es importante identificar los pensamientos, las sensaciones y situaciones que pueden generar ansiedad; en este caso, puede ser útil tener, por un tiempo determinado, un diario que recoja esta información, para buscar un mejor entendimiento, reconociendo los disparadores de la ansiedad y también las situaciones que la atenúan. Es darse un tiempo para entender lo que sucede, para luego dirigir la atención a las señales corporales y las de los cambios fisiológicos. Esto te ayudará a identificar los patrones de pensamientos recurrentes y negativos y a cambiarlos, que es uno se los **objetivos terapéuticos de manejo de la ansiedad.**

Trabajar en la regulación de las emociones es aprender a manejar lo que se siente de una manera más equilibrada y consciente. Es reconocer toda la gama de emociones (sean agradables o incómodas), entenderlas, darles su espacio y manejarlas de forma que no nos desborden o paralicen.

Pensar motivacionalmente de forma positiva, como, "puede ser, no tiene que ser", ayuda a poner las situaciones en una perspectiva más realista: "puede ser que me vaya mal en el examen de matemáticas, pero con todo lo que he estudiado, no necesariamente tengo que obtener un mal resultado".

También es fundamental revisar las expectativas individuales de cada caso, pues en ocasiones tenemos unas poco realistas que no están acordes con la información objetiva que tenemos; incluso, es muy frecuente que nos dejemos guiar por el pensamiento mágico con el que compramos las pastillas milagrosas para bajar de peso, o cuando creemos que, si no pensamos en algo, entonces no sucede, o, al contrario, que si deseamos mucho ese algo, entonces sucederá. Cuando pensamos así, es posible que la ansiedad se dispare al no obtener los resultados esperados y enfrentar grandes decepciones. Por esto es prudente establecer metas y expectativas realistas, objetivas, concretas.

La expectativa se basa en la posibilidad de que suceda algo que esperamos que suceda. Nos anticipa un suceso que nos lleva a estar alertas, trazar un camino y a prepararnos mentalmente para una acción futura. **Una expectativa realista depende de cada uno, identifica con objetividad cuáles son los recursos con los que se cuenta y los tiempo necesarios para hacerla realidad.**

Estos son algunos ejemplos expectativas no realistas que llevan a grandes decepciones: "Debo caerle bien a todo el mundo, quiero que todos me quieran, me acepten y que siempre hablen bien de mí", "La vida tiene que ser justa", "Si lo pienso, lo escribo, lo decreto, lo tendré", "Si no logro lo que me propongo, soy un fracaso".

En consecuencia, para establecer expectativas realistas te recomiendo que seas proactivo, actúes y tomes la iniciativa. Que no busques satisfacer las expectativas de los demás, vivas más consciente del presente y del ahora, y comuniques tus expectativas, para que los demás te puedan ayudar a lograrlas. No olvides estar atento a los mensajes que llegan desde diferentes fuentes, con expectativas engañosas y prometedoras. Por último, deja espacio para sorprenderte, pero acepta que las cosas no siempre son como soñamos.

La frustración es un sentimiento que se genera al no lograr satisfacer un deseo o un objetivo planteado y esperado; es decir, cuando no se cumplen las expectativas. Se puede expresar como rabia, ira, ansiedad, decepción, agresividad. En términos generales, puede ser un fenómeno ocasional o habitual, reversible o transitorio, o crónico (y existencial).

Algunas recomendaciones para manejar mejor la frustración son, ante todo, identificar su fuente, requisito necesario para entender la causa del malestar. El proceso implica, además, reconocer la emoción, aceptarla y regularla sin reprimirla ni ignorarla. Por ejemplo, si no se ha obtenido el ascenso esperado, es normal sentir emociones de tristeza, molestia o, pensamientos de injusticia. En estos casos, es importante buscar un espacio de soledad, o un lugar seguro y tranquilo para identificar emociones y procesar lo que se siente. También puede ser útil hablar con alguien, escribir lo que se experimenta, o generar un nuevo plan de acción que permita canalizar la energía de manera constructiva.

Otras herramientas que pueden ayudarte son respirar profundamente; comunicar tus sentimientos; aprender a tolerar la incertidumbre, aceptando que no se puede predecir todo ni controlar todas las situaciones; "pensar en frío", para organizar los pensamientos y sentimientos, expresarlos y entenderlos en forma realista y objetiva; entrenar la "capacidad de espera", pues este mundo de inmediatez nos ha acostumbrado a las respuestas muy rápidas y esto ha ido generando niveles de intolerancia a la espera y así mayor frustración; aceptar que luchar por algo no siempre tiene una relación directa con conseguirlo; aprender a ser flexible y a buscar distintas alternativas para alcanzar las metas, sin desanimarse en el esfuerzo y ser objetivo con el monólogo interior.

Es clave recordar que es normal sentirse mal, pero no debes quedarte en el victimismo; es fundamental buscar opciones, caminos, soluciones. Para esto, es útil generar preguntas como "¿por qué no lo logré?", "¿qué puedo hacer de forma diferente?", "¿qué me faltó?", "¿fui claro en mi petición?", "¿era viable mi objetivo?", "¿le dediqué el tiempo suficiente?".

Ahora quiero que hablemos un poco sobre el manejo del perfeccionismo. Las personas perfeccionistas nunca están completamente satisfechas con lo que logran y, en general, son muy autoexigentes. Sufren mucho ante la posibilidad de cometer errores, tienden a dudar mucho, pues quieren asegurarse de escoger la mejor opción, esperan llegar a ser infalibles, tienen alta capacidad de esfuerzo, persistencia, orden y responsabilidad, y tienden a ser personas muy cuidadosas en la realización de las tareas y sus detalles. Estos rasgos no necesariamente son negativos, pero son disfuncionales cuando las reacciones son exageradas.

Para reconocer si eres una persona perfeccionista, te invito a que te hagas las siguientes preguntas:

- ¿Tengo dificultades para establecer y cumplir con mis estándares? ¿Son prácticamente imposibles?
- ¿Siento que mi valía depende de mis logros, y si no soy exitoso no me van a querer?
- ¿Pienso que las personas exitosas nunca se equivocan?

- ¿Me siento con gran frustración y decepción, deprimido, ansioso, fracasado o enfadado cuando no logro alcanzar esos estándares?
- ¿Gasto gran parte de mi tiempo en buscar errores?
- ¿Lo hago todo o no hago nada?

Si contestaste "sí" a varias de estas preguntas, te comparto estos tips que te pueden ayudar a manejar tu perfeccionismo y la frustración cuando no consigues tus objetivos:

- Trabaja los pensamientos distorsionados del miedo a ser imperfecto. Recuerda que nadie es perfecto.
- Identifica las diferentes distorsiones de pensamiento, cuestiónalas y busca reemplazarlas.
- Reconoce tus límites y revisar tus expectativas.
- Buscar ser más flexible, generando diferentes opciones y caminos para llegar a las metas. Asimismo, reconoce tus logros objetivos.
- Háblate como le hablarías a tu mejor amigo.
- Evita las comparaciones innecesarias.
- Sé organizado y responsable, pero sin comprometer tu salud. ¡Descansa lo suficiente!
- Cambia "ser el mejor", por, "hacer lo mejor"; buscar dar el mejor esfuerzo, y mejorar con respecto a ti mismo.
- Sé autocompasivo.
- Ten expectativas realistas con respecto al sufrimiento, el aburrimiento y el dolor. Es esperable que quieras evitar lo displacentero, pero como también muchas veces es inevitable, es mejor que logres conciliar y logres un equilibrio entre buscar el bienestar y aceptar la incomodidad.

Es comprensible que en la fase inicial del duelo (de no tener salud, de aceptar falencias o situaciones difíciles en las que sientes que "eso es demasiado y no se puede"), una vez pasado el golpe inicial, se dé inicio al proceso de negociación con uno mismo, buscando cómo aceptar y trabajar en la nueva realidad, sin caer en la sensación de que "es imposible". No te tienen que gustar el dolor ni el sufrimiento, pero sí puedes aprender a vivir con este cuando no tiene remedio. Crecer duele, aprender duele, amar duele.

Por último, quiero hablarte de un concepto que se menciona mucho en la actualidad: *"il dolce far niente"*, que es la expresión italiana que describe la experiencia de disfrutar el "placer de no hacer nada" (en un lapso predeterminado de inacción, con la finalidad de lograr hacer un alto en la obsesión con la productividad y los logros personales). Es el hecho de descansar por el simple placer que ello genera, el placer de no hacer nada. Es salirse de los agites diarios, sin aburrirse, desconectándose, logrando un tiempo personal para recuperar la energía, respirar, lograr introspección, relajación, conciencia de vivir en el momento, y descansar sin sentir que se pierde el tiempo.

El concepto anterior va de la mano con la filosofía del movimiento *slow living,* que consiste en lograr un modo de vivir prestando atención plena al momento presente, enfocando los sentidos en lo que se está haciendo o contemplando en ese preciso instante, tratando de disfrutar de cada momento y dedicar a cada tarea el tiempo que sea necesario para hacerla bien. Hacer menos cosas, con más calma, con más atención, con más efectividad y menos angustia. "Se hace menos, pero se hace bien"; se busca **un modo de vida más pausado y respetuoso con los ritmos naturales del ser humano.**

En la filosofía del *slow living* se hace énfasis en que el ser humano es social por naturaleza y necesita dedicar momentos calmados y agradables al cuidado de la familia y las relaciones sociales. Con ella se promueve, además, mantener la calma y paz interior, el contacto con la naturaleza y con los animales, realizar aquellos trabajos que permiten ofrecer nuestros mejores talentos y capacidades, convirtiendo nuestra labor en un servicio a la sociedad.

En el control de ansiedad siempre resultan útiles los aprovechamientos de **técnicas de respiración** que buscan proporcionar sistemas para respirar de una forma consciente y natural para ayudar a regular el sistema nervioso, el cual influye en forma determinante en la conexión que existe entre los pensamientos y las emociones.

Puedes usar la respiración en "cajita" (*box breathing*), en la que te imaginas un cuadrado que vas dibujando mientras respiras, siguiendo estos pasos:

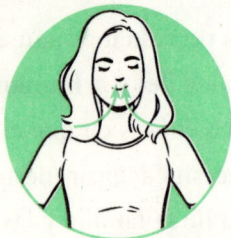

1. Inhala por la nariz contando hasta cuatro.

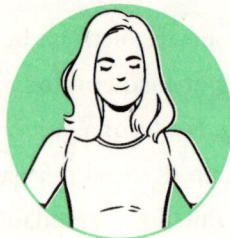

2. Sostén la respiración contando hasta cuatro

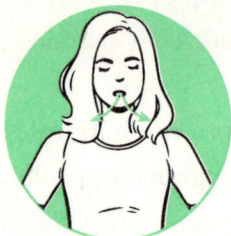

3. Expulsa el aire por la boca contando hasta cuatro

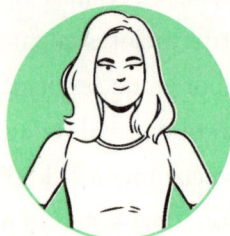

4. Espera para la próxima inhalación contando hasta cuatro.

5. Repítelo diez veces a un ritmo cómodo.

También puedes hacer la respiración abdominal o dia-fragmática:

1. Ubícate en una posición cómoda.
2. Coloca una mano sobre tu pecho y la otra sobre tu abdomen.
3. Inhala lentamente por la nariz, haciendo que el aire vaya hacia el abdomen.
4. Nota cómo la mano del abdomen se mueve más que la del pecho.
5. Exhala despacio por la boca.
6. Repítelo cinco veces a un ritmo cómodo.

Las técnicas de respiración son muy útiles, pues dan información a la amígdala cerebral (encargada de las respuestas de lucha o de huida) y le informan al cerebro que no hay un peligro inminente que requiera el despliegue de todas las reacciones fisiológicas o cognitivas, lo cual lleva a "aquietar" y tranquilizar el cerebro, la fisiologia y el pensamiento.

Además, con estas técnicas se obtiene una mayor oxigenación cerebral, una mayor capacidad de pensamiento, un mejor proceso de la memoria, más energía y, por lo tanto, mayor capacidad de acción.

TIPS
PARA RECORDAR

La ansiedad es un estado emocional displacentero que se acompaña de cambios físicos y psíquicos. Es patológica cuando es una respuesta desproporcionada, irracional, que lleva a la persona a la disfuncionalidad.

Los trastornos de ansiedad se caracterizan por miedo excesivo y evitación en respuesta a objetos o situaciones específicas que en la realidad objetiva no representan un peligro.

Trabajar en lograr expectativas realistas, posibles y aterrizadas en la realidad puede dar equilibrio a las emociones, y a las futuras decisiones. Nada es perfecto y a veces el dolor y el sufrimiento son parte de la vida.

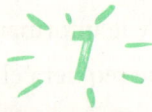

ACTIVIDADES QUE FAVORECEN EL DESCANSO Y LA RECUPERACIÓN

Para recuperar la energía y trabajar en tu bienestar puedes crear espacios y buscar actividades elegidas con intención, que favorezcan la regulación natural de tus hormonas, neurotransmisores y otros químicos cerebrales para ayudar a la reparación de tu cuerpo y tus emociones.

Existe una gran variedad de actividades y su elección depende de la edad, los gustos, las habilidades, las oportunidades y las situaciones vitales de cada uno. Estas se asocian con bienestar (lo que quiere decir, con la *posibilidad de estar bien*), al sentirse altamente satisfecho con la vida, tener un sentido de significado o propósito, con una mejor capacidad para manejar y controlar el estrés, y de una actitud de contribuir productivamente a la sociedad.

El impacto de una actividad en el bienestar es mayor cuando esta actividad o compromiso está intrínsecamente *motivado*, es decir, llevado a cabo por su satisfacción inherente más que por razones externas como estímulos, presiones o recompensas.

En este capítulo te compartiré algunas de estas actividades. Te invito a que pruebes cosas nuevas y que te atrevas a buscar tu bienestar de múltiples formas, ¡incluso puede ser divertido!

Un plus que tenemos de vivir en esta época es que contamos con muchísimos recursos al alcance: no es necesario gastar mucho dinero ni tener un espacio especial. Hoy puedes aprender y practicar muchas de estas actividades a través de aplicaciones, videos en YouTube, cursos virtuales y otras plataformas accesibles para todos.

TAICHÍ

Es una de las artes marciales de bajo impacto, con movimientos lentos y fluidos; es también un ejercicio de mente-cuerpo que ayuda a la activación del sistema parasimpático, lo que favorece la calma y recuperación del estrés. Algunos lo definen como la meditación en movimiento, ya que combina movimientos suaves con técnicas de respiración, concentración y relajación.

Esta técnica también ha mostrado que ayuda a disminuir el dolor crónico. Se ha utilizado como parte del manejo no farmacológico de la osteoartritis de rodilla y representa una buena actividad para mejorar la presión arterial y prevenir caídas, al mejorar el equilibrio en adultos mayores.

El taichí ayuda a mejorar la postura, el estado de ánimo, la concentración y la calidad de vida, y en las personas con fibromialgia se ha encontrado que les ayuda a dormir mejor y a disminuir el dolor y el cansancio.

Se sugiere consultar con el médico si esta puede ser una buena opción de complemento terapéutico, teniendo en cuenta la edad y el estado de salud en cada caso en particular.

YOGA

Esta es una práctica que tiene más de cinco mil años de historia, que ha avanzado desde sus orígenes en India hasta tener diferentes escuelas y estilos. Teniendo en cuenta el objetivo del descanso, dentro de la gran variedad de opciones que existen recomiendo las prácticas que invitan a soltar, descargar tensiones y reparar, tales como el yoga restaurativo, el yoga nidra y el hatha yoga.

La palabra *yoga* viene del sánscrito *Yuj*, que significa "unidad o integración", enfatizando su propósito de armonizar cuerpo, mente y espíritu.

Se conserva como una práctica que conecta el cuerpo, la respiración y la mente, por lo que permite trabajar la flexibilidad, la respiración, la armonía y el control corporal.

El yoga en general ha mostrado múltiples beneficios, entre los cuales está ayudar a regular los neurotransmisores, neuropéptidos, hormonas y citoquinas, disminuir los efectos del estrés crónico, mejorar la respuesta inmune, disminuir la inflamación y proporcionar alivio en artritis crónica al mejorar la flexibilidad de la articulación y la microcirculación.

El estrés oxidativo es una situación que conduce al daño de diferentes biomoléculas como el ADN, las proteínas y los lípidos, facilitando que se generen enfermedades como el cáncer, las enfermedades cardiovasculares, los trastornos neurodegenerativos. Múltiples estudios han mostrado que la práctica del yoga ayuda a disminuir este estrés oxidativo.

El yoga no solo ha mostrado mejoría a nivel de síntomas físicos, sino que también ha revelado profundos beneficios en salud mental y bienestar, ya que ayuda a disminuir síntomas de depresión y ansiedad.

MEDITACIÓN

La meditación es una práctica contemplativa que tiene sus orígenes en el budismo. Durante los últimos cuarenta años, estas tradiciones budistas se han abierto camino en el mundo secular como una forma de promover la calma y el bienestar mental. La medicina occidental también se ha interesado cada vez más en los beneficios potenciales de la meditación en la salud mental y física.

La meditación, en un sentido moderno, ha sido definida como "una familia de prácticas de autorregulación que se centran en el entrenamiento de la atención y la conciencia con el fin de poner los procesos mentales bajo un mayor control voluntario"[7].

Las tres formas más comunes de meditación son la meditación de atención enfocada, la meditación de atención plena, y la meditación de bondad amorosa o compasión.

La meditación enfocada es una técnica que te lleva a concentrar la atención en un objeto, pensamiento o sensación, y mantener la atención en ella durante un tiempo, en lugar de intentar lograr una mente en blanco.

La meditación de atención plena o *mindfulness* es la práctica que se enfoca en estar en el momento presente, prestando atención de manera intencional, sin juzgar lo que está ocurriendo.

La meditación de bondad amorosa es la práctica en la que se cultivan intencionalmente sentimientos de amor incondicional, amabilidad y buenos deseos hacia uno y hacia los demás.

[7] Wipplinger, Holthof, Andereggen, Urman, Luedi y Bello, 2023.

La meditación ha mostrado —a través de estudios de neuroimagen— cambios neurocognitivos que pueden ayudar en el alivio del dolor. Los mecanismos a través de los cuales esta influye en la modulación del dolor evolucionan con la práctica y la experiencia.

Además, se ha encontrado que la meditación también puede mejorar la salud mental, el bienestar, la emoción, el comportamiento social, las funciones cognitivas, el sistema inmunológico y los procesos inflamatorios al disminuir las citoquinas. Asimismo, puede ser beneficiosa en diversas enfermedades multifactoriales como la diabetes, la hipertensión y la fibromialgia.

Cuando hablamos de epigenética, nos referimos a que existe un nivel extra de regulación que modula cómo se expresan nuestros genes; son mecanismos que regulan la actividad de nuestros genes sin cambiar la secuencia del ADN en sí. Es decir, aunque nuestra secuencia genética no se modifique, los genes pueden activarse o apagarse según las señales que reciben del ambiente y de nuestro estilo de vida, y así llegan a tener un impacto significativo en la biología de un organismo, influyendo en la salud y en la enfermedad a lo largo de la vida.

Así, el entorno, el estrés, la alimentación, el sueño, el ejercicio, el consumo de sustancias, o incluso nuestras emociones, pueden influir en cómo se comportan nuestros genes día a día.

En este sentido, prácticas como el silencio interior, la meditación y la relajación profunda pueden generar un estado de ecuanimidad con efectos positivos a nivel epigenético, pues mejoran la atención y la capacidad de relajarse, aumentan la autoconciencia, reducen los niveles de cortisol (la hormona

del estrés), estimulan sustancias beneficiosas como las citoquinas antiinflamatorias, las endorfinas (relacionadas con
el bienestar) y las neurotrofinas (que protegen al cerebro).
Además, se han observado cambios reales en la expresión de
ciertos genes, mostrando que el bienestar emocional puede
tener un impacto biológico directo.

La meditación ayuda al cuerpo y a la mente a entrar en
un estado de descanso profundo, donde predomina la calma
del sistema nervioso (lo que se llama dominancia parasimpá-
tica). Cuando meditamos, la respiración se vuelve más lenta
y regular y el cuerpo recibe la señal de que está a salvo. Esta
sensación de seguridad permite que la energía del cuerpo se
enfoque en reparar y restaurar las células, en lugar de estar
en modo de defensa o alerta constante.

Para que este proceso ocurra, es importante que la persona perciba seguridad en tres niveles:

- Seguridad física: sentir que el entorno es libre de amenazas para el cuerpo.
- Seguridad social: sentir aceptación, pertenencia e inclusión,
  sin miedo al rechazo o la crítica.
- Seguridad psicológica: sentir que la mente está libre de preocupaciones constantes, autocrítica, rumiación, vergüenza y
  pensamientos que generan angustia.

Cuando meditamos en un entorno seguro y en un estado de calma, liberamos recursos internos que ya no están
ocupados en anticipar peligros. Esto permite que la mente
y el cuerpo recuperen energía, mejoren su funcionamiento
y fortalezcan su salud. En conclusión, el logro de un estado

de "silencio interior" a través de la práctica de la meditación puede prevenir o revertir los efectos perjudiciales de un entorno estresante. Una de las grandes fortalezas de la meditación es que envía señales de seguridad a nuestro sistema nervioso, creando las condiciones internas ideales para sanar, restaurar y florecer.

PILATES

Método creado por Joseph Pilates en 1920 como un enfoque de promoción de la salud destinado a ayudar a controlar la posición y el movimiento del cuerpo. Es un ejercicio de mente y cuerpo que se centra en la fuerza, la estabilidad de la zona central del cuerpo (*core*), la flexibilidad, el control muscular, la postura y la respiración.

Los ejercicios pueden ser realizados en colchonetas o utilizar equipos especializados. Consta de treinta y tres ejercicios basados en los principios de concentración, respiración, control, fluidez de movimientos, centralización y precisión.

Al mejorar la capacidad respiratoria, se logra un mayor flujo de oxígeno, se mejora la capacidad pulmonar y la circulación sanguínea. Además, al practicar pilates también se puede estimular la producción de diferentes hormonas del bienestar, lo que se traduce en conseguir más motivación, energía y disminución del cansancio.

Con respecto a la población con alguna situación médica (pacientes particularmente en fisioterapia y rehabilitación) se han encontrado efectos benéficos con dolor lumbar, en posmenopausia, en pacientes con eventos cerebrovasculares, y, en pacientes con síndrome de Down, se ha encontrado que mejora el balance y la coordinación motora. También se han identificado beneficios psicológicos como resiliencia y bienestar, y mejora en la calidad de vida de las personas mayores al mejorar la fuerza, la capacidad funcional y la movilidad.

NATACIÓN

Es un ejercicio de bajo impacto que moviliza el cuerpo de manera suave, que no genera estrés sobre la columna ni las articulaciones, ya que el cuerpo se mantiene en suspensión y sin soportar peso. Por esta razón, también ayuda a aliviar el dolor de espalda, y en general los dolores musculares, y el cansancio.

Nadar es especialmente bueno para combatir el cansancio porque combina ejercicio físico suave, relajación muscular, regulación de la respiración y desconexión mental al mismo tiempo.

Nadar ayuda a tener mejor coordinación, agilidad y equilibrio, aumenta el flujo sanguíneo, se establecen nuevas conexiones cerebrales, lo que ayuda a mejorar el estado de ánimo, el aprendizaje y la memoria. Además, los movimientos bilaterales de patrones cruzados ayudan con el desarrollo de las fibras nerviosas en el cuerpo calloso, que conecta los dos hemisferios cerebrales. Se logra mayor regulación del sistema nervioso: la respiración controlada y rítmica en el agua activa el sistema nervioso parasimpático, favoreciendo la relajación profunda y reduciendo la tensión, y también reduce el estrés mental, pues se disminuye la actividad mental constante (el "ruido interno") porque la mente se enfoca en el movimiento y la respiración.

Esta es una actividad que tiene características únicas, pues al estar en un medio líquido, el cuerpo experimenta una desactivación fisiológica, lo que hace que el cuerpo entre en un estado de relajación y descanso. La presión del agua sobre la piel y la flotación estimulan los sentidos; la temperatura, la presión y la textura del agua dan una experiencia sensorial agradable que, además, ayuda a disminuir la tensión muscular y la activación del sistema nervioso. El estar sumergidos lo relacionamos con sensaciones de paz y seguridad, que se asocian con los meses pasados en el útero (prenatales), rodeados de líquido (amniótico). A lo anterior se adiciona que nadar, al permitir aislarnos del mundo exterior mientras hacemos un movimiento rítmico, se asemeja a un estado meditativo.

Todas las actividades físicas racionales traen efectos positivos para la salud, por lo que es importante encontrar la que sea más indicada para cada individuo, pero, a la hora de pensar en descanso activo, la natación es una de las mejores.

FOMENTAR LA CREATIVIDAD

La creatividad es más que un arte, que un "autoexpresarse". Esta actividad está muy ligada al desarrollo personal, y es una parte fundamental y valiosa del desarrollo de la cognición humana. Es una función muy compleja que requiere varias habilidades.

Algunos la definen como el proceso de generar ideas u objetos novedosos y se cree que involucra varios tipos de habilidades cognitivas. La creatividad ayuda a encontrar soluciones, a dar respuestas, a dar sentido de utilidad; todas estas razones generan motivación, disfrute, sensación de bienestar (tanto en la creatividad excepcional como en la cotidiana). Se piensa que requiere tanto de novedad, el proceso de generar algo nuevo, como de utilidad, que indica un proceso evaluativo, recogiendo la información propia y del exterior, y estimulando con todo eso la plasticidad cerebral.

Existen muchas formas cotidianas de creatividad. Te dejo aquí algunos ejemplos:

- Un vendedor que encuentra nuevas formas de ofrecer sus productos.
- Una persona de recursos humanos que genera estrategias para un mejor clima laboral.
- Una persona que ensaya a crear recetas nuevas o a cocinar con los sobrantes que tiene.
- Un profesor que se ingenia una estrategia o un ejemplo para que sus alumnos entiendan un concepto complejo.
- Unos padres que planean el cumpleaños de su hijo.
- Una persona que genera un plan para pedirle matrimonio a su pareja.
- Una pareja que genera estrategias para tener una mejor comunicación y menos monotonía.
- Un estudiante que utiliza colores para que sus apuntes sean más llamativos y fáciles de recordar.

Otras actividades creativas pueden ser pintar o dibujar libremente, escribir un diario, modelar arcilla o plastilina, crear *collages*, hacer fotos, hacer proyectos de jardinería. ¿Ya pensaste cuáles son tus formas de expresar la creatividad? La creatividad, cuando se vive sin presión ni exigencia, es una vía natural para soltar el cansancio mental, reconectar con el disfrute y regenerar la energía emocional.

Se ha encontrado que las expresiones pictóricas y esculturales son actividades que ayudan a estabilizar y regular las emociones, apoyándose en la búsqueda de la belleza artística y utilizando medios simbólicos no verbales para expresarse, lo cual suele ser de gran ayuda para personas con dificultad para expresar sus emociones con palabras, al tener una nueva forma de expresión que, adicionalmente, logra aliviar parte de la carga emocional que se puede asociar con el cansancio.

Estas actividades mejoran la motricidad, fortalecen la autoestima, ayudan a tener mayor concentración, enfoque y resiliencia al ayudar a vencer miedos a enfrentarse a sí mismo, mientras se fomenta la necesidad de ser perseverante.

Se puede motivar a realizar algo que sea "muy propio", o "único", generando una gran satisfacción, mientras se promueven nuevas posibilidades de diversión, de reír, de socializar y de aprender.

Existe un enfoque que une la psicoterapia con el arte y que ha mostrado utilidad en el tratamiento de los conflictos emocionales, el trauma y la pérdida, "la arteterapia", una forma de psicoterapia que utiliza la creación artística (dibujo, pintura, *collage*, escultura, etc.) como principal modo de expresión y comunicación. Se puede utilizar para disminuir la tensión y el estrés, pero también para reforzar el bienestar fisiológico y psicológico de un individuo.

MANUALIDADES (TEJER, COSER, BORDAR...)

Estas actividades han acompañado a todas las culturas a través del desarrollo de la humanidad. Han sido descritas desde tiempos prehoméricos y son legendarias las descripciones primitivas de mitologías y leyendas incorporadas a la historia. Basta recordar a las tejedoras Ariadna o Penélope.

Lo evidente, a través de hallazgos neuroevolutivos contemporáneos, es que si son usadas en forma habitual, permiten la integración de las actividades motoras, perceptivas, cognitivas y creativas que generan neuroplasticidad, y, como actividades repetitivas, rítmicas, coordinadas, de cálculo y planificación que lo son por esencia, se acepta que requieren de mínimas habilidades físicas y cognitivas, es decir, son fáciles de aprender y, con el tiempo, se pueden ir implementado y añadiendo con los particulares aportes de la creatividad. En particular con los textiles, por ejemplo, se logra suavizar, embellecer y adornar. Estos movimientos repetitivos pueden ayudar a que se produzca más serotonina y, así, mayor sensación de bienestar.

Estas actividades suelen ser versátiles y tienen la ventaja de ser muy portátiles, ya que se pueden hacer casi en cualquier lugar y tiempo.

Se pueden realizar en solitario, pero también pueden ser un vehículo para socializar, a través de cursos o con una persona cercana o en grupos, con lo que se ayuda a generar sentidos de confianza y pertenencia, se facilitan la comunicación y el aprendizaje mutuo, y se generan distracción y capacidad de reenfoque. Es así como se entiende que casi cualquier labor humana, bien orientada, puede llegar a ser terapéutica para alguien.

El proceso rítmico de naturaleza sensorial puede tener el potencial de generar calma y un estado similar al meditativo; por eso, se asocia con la satisfacción y el disfrute del éxito, o el orgullo de crear y de terminar alguna labor.

El proceso de aprendizaje trae también en muchos casos el significado de transmisión de conocimiento y de actividad de las neuronas espejo (neuronas que permiten imitar acciones y facilitar el aprendizaje), pues muchas personas han aprendido con sus abuelas, madres, tías y maestras, y recuerdan este momento con gratitud y nostalgia, lo cual, además, motiva a enseñar, asesorar y compartir conocimientos para servir como medio vital de expresión e identidad con un sentido de conexión, historia, continuidad y tradición.

Así es como habitualmente las personas que tejen con fines benéficos logran una identidad más positiva al tejer para los que son más vulnerables y necesitados, pues hacen algo con un propósito que brinda un acercamiento cálido y acogedor como símbolo de cariño hacia los vulnerables.

Durante la realización de estas actividades se entra en un estado de *flow* o "flujo" en el que se presenta una "concentración intensa, enfocada, gratificante, durante la cual la conciencia del tiempo y del yo desaparecen"[8] y se facilita así la disminución del estrés.

Se ha encontrado que estas actividades, más allá de los beneficios directos en creatividad, cognición, atención y tranquilidad, calman en cualquier momento de la vida y en cualquier edad, y proporcionan sensación de solidaridad y apoyo, principalmente en épocas de transición como, por ejemplo, en las fases de duelo o el paso hacia la jubilación y vejez, pudiendo ser usados como parte del proceso terapéutico de rehabilitación en algunos casos. Mientras las manos trabajan, la mente baja la velocidad y entra en estado de *flow*.

---

[8] Huotilainen, 2018.

¿Te gustaría iniciar con una actividad como tejer una bufanda, bordar una figura o coser a mano pequeños detalles o pegar un botón? Es una oportunidad de darles ritmo a tus manos, sentir texturas, poner la atención en el presente, dejar el correcorre y lograr esa sensación de satisfacción con el resultado final.

JOURNALING *O LLEVAR UN DIARIO*

Esta es una herramienta importante para mejorar el bienestar emocional y psicológico. Es una manera íntima de expresión y reflexión personal, en la que se logra crear conexión entre los sentimientos, las percepciones, los pensamientos y las acciones, proporcionando así un marco creativo que facilita procesar eventos de la vida y crecer reflexivamente al aumentar el autoconocimiento, la autoconciencia y la autocomprensión.

El proceso de *journaling* como herramienta de terapia se usa principalmente de dos formas: la escritura expresiva y el diario de gratitud.

La *escritura expresiva* es una técnica de diario que se realiza durante tres o cuatro sesiones sobre los pensamientos y sentimientos más profundos, durante veinte minutos por sesión. Un *diario de gratitud*, por otro lado, es un diario en el que se busca escribir sobre objetos, personas y eventos con los cuales se está agradecido para aumentar la actitud de agradecimiento, en donde la atención se centra en los aspectos positivos de la propia vida.

Más allá de llevar un diario desde un proceso terapéutico, cada uno puede encontrar su propia forma y en la manera en que le sea útil, teniendo en cuenta que durante el proceso hay variables se pueden organizar según su necesidad (tal como el tiempo dedicado al diario, la forma de escribir o dibujar, si se escribe a mano o en computador, o se graban notas, las veces que se relee).

Como no todos tienen habilidades para la expresión verbal, escribir puede permitir desahogarse (*catarsis emocional*), ver las cosas desde otra perspectiva, entenderse, planear, tomar decisiones, generar mayor creatividad, recordar, agradecer, hacer seguimiento de hábitos, tener lista de pendientes, todas estas herramientas que ayudan a manejar emociones y a tener una vida más efectiva y enfocada, con mayor capacidad cognitiva. Todo esto se puede ver reflejado en sentirse mejor, con un mejor estado de ánimo y menos cansado.

Recomendaciones generales para llevar un diario:

- Encontrar un espacio de privacidad y calma.
- No pretender un escrito literario, solo dejar fluir las ideas, sin reglas.
- Reservar un momento del día para escribir, y vivir ese momento como un espacio especial para conectar con el propio mundo interior, los pensamientos, las emociones y las reflexiones.
- Detallar el curso de tu día y lo que has sentido en las diferentes situaciones.
- Guardar frases o preguntas que despierten tu interés.
- Dibujar lo que se te va ocurriendo, escribir una lista de tareas pendientes, anotar tus planes y rutinas diarias, discutir tus sentimientos negativos o positivos, mantener una lista actualizada de cosas importantes que no quieres olvidar. Incluso puedes escribir una reflexión sobre una conversación pasada.

↗ Es útil tener en cuenta estas preguntas: ¿qué quiero? ¿Qué cambios quiero? ¿Qué disfruto? ¿Qué anhelo? ¿Qué me motiva? ¿Dónde me gustaría estar dentro de cinco años? ¿De qué me siento orgulloso? ¿Qué me hace reír? ¿Qué me molesta? ¿Qué me hace sentir inseguridad?

Ten en cuenta que la escritura manual pone en marcha la percepción (buscar herramientas para escribir), la decisión (de qué se va a escribir), y la ejecución (coordinación para que se pase a la acción de escribir), lo cual estimula el desarrollo de conexiones neuronales y contribuye a la autorregulación, la autodisciplina, la voluntad y la perseverancia.

El solo hecho de parar y reflexionar es un paso que te puede generar bienestar.

Recuerda la frase de John Dewey: "No aprendemos de la experiencia… aprendemos al reflexionar sobre la experiencia".

TIPS
PARA RECORDAR

El movimiento físico, emocional, creativo y meditativo, en todas sus formas, es expresión de vida y un camino hacia el bienestar.

8

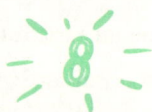

EL ARTE DE VOLVER A LO SENCILLO

Llegamos a este último capítulo, donde quiero invitarte a redescubrir lo cotidiano y sencillo, lo que tenemos al alcance, pero que muchas veces pasamos por alto o realizamos en piloto automático, sin una real presencia, conexión o conciencia.

No te voy a hablar de grandes cambios, soluciones exprés, ni de fórmulas mágicas o complicadas. Te hablaré de volver a hacer actividades sencillas, que cuando se viven de manera consciente pueden promover el bienestar, disminuir el ruido mental y ayudarte a reconectar con un descanso más real y profundo.

Son opciones que están a tu alcance, prácticas viables que te enseñan a desacelerar, porque en este mundo que nos arrastra al exceso de velocidad, al estímulo constante, llegando a la insatisfacción crónica, recuperar el gusto por lo sencillo, por lo que no exige estar de afán, ni ser perfecto, ni sobre-exigirse, ni tener trofeos, **es también una forma de sanar.**

HIDRATARSE BIEN

¿Alguna vez te ha sucedido que, cuando te sientes cansado y de mal humor, coincide con que hace rato no tomas líquidos? El agua es un nutriente esencial para la vida y el componente más abundante del cuerpo. Los valores varían en función del sexo (⅔ de la masa corporal en el hombre, y la mitad en la mujer), de la edad (75-80% del peso en el lactante, disminuyendo hasta un 55% en edad avanzada), de la composición corporal, la temperatura, la actividad física y el estado de salud.

El ingreso de agua al organismo procede de la ingesta líquida, de los líquidos incorporados en los alimentos y de los producidos por los procesos del metabolismo celular. Con respecto a las vías de egreso, la principal es la orina, seguida de la transpiración, la respiración y las heces.

Algunas de las funciones de dichos líquidos son transportar nutrientes, regular la temperatura corporal, ser disolvente de muchos materiales orgánicos e inorgánicos, lubricar articulaciones y órganos internos, y proporcionar estructura a células y tejidos, entre otras. Por lo tanto, el agua es de tal importancia que los humanos solo podrían sobrevivir de dos a cuatro días sin ella.

Pese a ser el componente principal del cuerpo, no tiene capacidad para su almacenamiento, por lo que las pérdidas deben reponerse para conseguir un adecuado *balance hídrico*. El confiar únicamente en la sensación de sed no garantiza una adecuada hidratación, ya que esta señal aparece cuando ya se han perdido líquidos; la **deshidratación —incluso leve— puede afectar enormemente la vida, la salud, el estado de ánimo, las capacidades cognitivas y los niveles de energía**.

Existen diversas fuentes que indican cual es la ingesta adecuada de agua. Según la OMS, la cantidad de agua que tomar por día se debe calcular como 1 litro de agua por cada 35 kilos. Según las Academias Nacionales de Ciencias, Ingeniería y Medicina de Estados Unidos una ingesta diaria adecuada de líquidos es la siguiente: aproximadamente 15,5 tazas (3,7 litros) de líquidos al día para los hombres, aproximadamente 11,5 tazas (2,7 litros) de líquidos al día para las mujeres.

Estas recomendaciones cubren los líquidos, es decir, no solo el contenido de agua pura, sino el contenido en otras bebidas y en los alimentos. Aproximadamente el 20% de la ingesta de líquidos diaria suele provenir de los alimentos y el resto de las bebidas.

Existen algunas situaciones en las que es posible que se deba modificar la ingesta total de líquidos, en función de distintos factores:

- **El ejercicio** y cualquier actividad que requiera gran actividad muscular o que haga sudar.
- **El entorno,** es decir, el clima (niveles de temperatura y humedad).
- **El estado de salud actual.** Se pierden líquidos abundantes con los cuadros gripales intensos, durante ciertos procedimientos quirúrgicos, con la tos, con cuadros de fiebre, vómitos o diarrea.
- **El embarazo y la lactancia** son condiciones que ameritan adecuados niveles de hidratación en sus distintas fases.

El consumo de diverso tipo de bebidas (incluyendo agua, leche, té, café, jugo, refrescos y bebidas para deportistas) puede contribuir a satisfacer las necesidades corporales diarias de agua, así como frutas, verduras, sopas y lácteos, al menos parcialente.

Para lograr una buena hidratación te recomiendo:

- Integrar la hidratación en diferentes momentos del día como el despertar, las comidas, el ejercicio, haciendo del agua un compañero vital.

- Tomar agua y los diferentes líquidos sintiendo su frescura, así aprovechas para hacer una pausa y un momento de estar en el presente.

- Consumir diariamente frutas y verduras, en especial sandía, naranja, fresas, pepino, tomate, coliflor y lechuga, que tienen alto contenido de agua.

- Ajustar tu hidratación de acuerdo con tu actividad física.

- Tener cuidado con la cafeína y el alcohol, que pueden aumentar la pérdida de líquidos.

- Si eliges un vaso o termo que te guste y le agregas al agua una gotas de limón o hierbas naturales, puedes hacer de la hidratación un momento muy agradable.

BUSCAR EL CONTACTO CON LA NATURALEZA

Todos hemos vivido esos momentos de bienestar, tranquilidad, paz y armonía al caminar por un bosque, nadar en el mar o en un río, escuchar el canto de los pájaros, el sonido del agua o el viento y sentir cómo este mueve las hojas de los árboles. Definitivamente, observar, estar cerca, disfrutar y caminar por la naturaleza es una actividad que se asocia con una mejor salud y con recuperar la energía física, mental y emocional.

Este contacto con la naturaleza restaura la atención, ya que el cerebro descansa de la sobrecarga de estímulos artificiales (pantallas, ruidos, prisas) y recupera su capacidad de concentrarse de manera más serena. Además, favorece un descanso más profundo, pues se regulan los relojes del cerebro y el sueño, y se logra estar más en el aquí y ahora, ya que la naturaleza invita a estar presentes, a bajar la velocidad y a sentirnos parte de algo más grande que nuestras preocupaciones cotidianas.

La naturaleza genera estímulos sensoriales y nos permite asimilar lo que vemos, oímos, olemos y sentimos. Algunos de los múltiples beneficios de los sonidos naturales son la reducción del dolor y el estrés, además de mejorar el estado de ánimo e, incluso, incrementar el rendimiento cognitivo.

Es, entonces, de gran ayuda aprovechar los espacios verdes, también conocidos como "zonas verdes" o "áreas verdes", definidas como los espacios abiertos, delimitados, cubiertos por vegetación, como pueden ser un bosque, un sendero, un parque o un jardín. Existen los espacios verdes *naturales*, que son los que se han desarrollado de forma natural, sin que el hombre haya intervenido, y los espacios verdes *no naturales*, los que han sido creados por el hombre.

Ambos tienen funciones ecológicas y ambientales (reducir la contaminación del aire y moderar el calor), así como de recreación, ocio, decoración, protección y funciones paisajísticas acompañadas de estética visual. Todas estas se asocian con mayor sensación de satisfacción, mejoría en la atención y el estado de ánimo, y también permiten mayores opciones para realizar ejercicio físico. El contacto con espacios verdes aumenta la producción de serotonina y endorfinas, neurotransmisores que favorecen la sensación de bienestar.

Los **espacios azules** son aquellos con agua, que también son generadores de bienestar aptos para el disfrute. Dentro de la categoría de estos espacios se contemplan los naturales, como los océanos o los ríos, lagos, lagunas, arroyos, los artificiales, como los estanques, e incluso las fuentes ornamentales que encontramos en los parques.

Se ha encontrado que estos espacios se asocian con características restaurativas que pueden ayudar a aliviar el estrés psicofisiológico, mejorar la presión arterial, aumentar la creatividad, lograr una mayor relajación, mejorar la atención y ayudar a fomentar la actividad física y la cohesión social.

En general, los efectos de los espacios verdes y azules en la salud se pueden resumir en tres vías principales: reducción del daño (captando y limitando la contaminación del aire, el ruido y el calor); restauración de capacidades psicológicas (restaurar la atención y reducir el estrés), y desarrollo de capacidades físicas y sociales (mejora de la actividad física y la cohesión social). En resumen, un momento en la naturaleza no solo descansa el cuerpo, también limpia la mente y recarga de energías tu pila. Te propongo un ejemplo de cómo aprovechar la naturaleza:

1. Busca un espacio natural. Puede ser un parque, un jardín, la orilla de un río, o incluso una planta en tu casa, si no tienes acceso fácil a áreas con recursos naturales.

2. Apaga las distracciones. Deja el celular en silencio y permítete unos minutos de desconexión total del mundo digital.

3. Camina despacio o siéntate. Pon todos tus sentidos muy atentos para captar los estímulos; es un momento en el que te puedes dar permiso de no ir con prisa, de no tener afán y dedicarte solo a captar tu entorno. Observa los colores y las formas, escucha los sonidos, revisa qué sensación tienes sobre tu piel. Conecta con algún elemento cercano, como

tocar las hojas de una planta, la corteza de un árbol, escuchar los pájaros.

4. Respira profundamente. Realiza la respiración de cajita que te expliqué atrás (inhala por la nariz contando hasta cuatro, sostén el aire por cuatro segundos, exhala suavemente por la boca contando hasta cuatro, inhala de nuevo a los cuatro segundos y repite por cinco veces).

5. Agradece en silencio. Dedica unos segundos a agradecer algo sencillo que ese momento te esté regalando: silencio, tranquilidad, serenidad, paz, belleza, conexión, aire limpio.

Esta actividad es sencilla, asequible y la puedes realizar en media hora. Si la repites al menos una vez por semana, esta forma de conectar y ser parte del mundo te ayudará con tu estado de cansancio.

LA MÚSICA Y EL BIENESTAR

La música no solo nos acompaña, sino que también es una forma sencilla, accesible y profundamente efectiva de cuidar el bienestar y aliviar el cansancio, ya que ayuda a regular el sistema nervioso, reduce el estrés, ayuda a desconectar el ruido mental, facilita el sueño y, cuando estamos agotados pero necesitamos movilizarnos un poco, la música puede ser un impulso para movernos sin forzar el cuerpo.

La música y el canto pueden activar las estructuras cerebrales responsables de procesar y regular las emociones. Pueden, por ello, generar e inducir *emociones positivas* (alegría, optimismo, serenidad), fundamentales para el bienestar, así como regular los estados emocionales displacenteros y reducir el estrés y la ansiedad.

Numerosos estudios científicos han demostrado que la música activa áreas específicas del cerebro y desencadena una serie de respuestas neurobiológicas que influyen en el estado de ánimo, las emociones y el comportamiento. Por ejemplo, puede modular la actividad de la amígdala cerebral, que es clave en el procesamiento de las emociones. Algunas investigaciones sugieren que determinadas melodías pueden reducir la ansiedad y el estrés, promoviendo la relajación y el bienestar emocional.

Cuando se selecciona y escucha música, se activa el circuito de recompensas del cerebro, liberando dopamina, que ya sabes que genera sensación de placer, aumenta la motivación, la atención y la satisfacción. También se activa la corteza prefrontal, lo que contribuye a la regulación emocional y del estado de ánimo. La oxitocina puede ser en parte responsable de los beneficios sociales asociados a la música que asociamos con los sentimientos de inclusión, conectividad y afecto.

La asociación sonido-emoción hace que entendamos las situaciones en las que estamos y nos permitamos reaccionar acorde al contexto. Por ejemplo, podemos detectar el estado de ánimo de una persona solo con el sonido de su voz. Es decir, asociamos la tristeza a un tono de voz más bajo y grave de lo normal, y lo opuesto, con la alegría; asimismo, al ver una película, reconocemos la música específica que va acorde con cada escena y, con eso, entendemos mejor las emociones visualizadas y asociamos esa música con el contexto de la película. También comprendemos mejor la caracterización de las emociones de los personajes a través de la música que acompaña las escenas.

La participación en la creación musical, ya sea tocando un instrumento, cantando o componiendo, puede potenciar la autoexpresión, la creatividad y la autoestima.

La música puede proporcionar un sentido de identidad grupal y fomentar un comportamiento prosocial. La motivación compartida inicial necesaria para producir música, la atención compartida involucrada, el acto de predecir los movimientos de otro, la coordinación física y una sensación de éxito compartido son, por sí mismos, los que probablemente conduzcan a una mayor afinidad con otros miembros del grupo.

Al cantar se produce una liberación de endorfinas y oxitocina, y una disminución del cortisol, que, sumado a la acción de ejercitar los músculos responsables de participar en la modulación del canto, generan una sensación de "liberar tensiones" y lograr satisfacción y bienestar similares a las que se presentan con el ejercicio físico en general.

La **musicoterapia** se ha definido como el uso de sonidos y música en un contexto psicoterapéutico para apoyar y desarrollar el bienestar espiritual físico, mental y social de las personas. A través de la musicoterapia se ha encontrado que la música puede potenciar la **neuroplasticidad cerebral**, promoviendo la recuperación de funciones cognitivas y emocionales en personas con daño cerebral o con trastornos neurológicos.

Un programa de canto con entrenamiento de respiración profunda y aprendizaje de canciones puede promover la memoria, el lenguaje, el procesamiento de la información del habla, la función ejecutiva y el fortalecimiento de los músculos respiratorios.

En resumen, la música en todas sus manifestaciones tiene el poder de influir en nuestras emociones, recuerdos, cognición y en el bienestar general, gracias a la compleja interacción que existe entre la música y el cerebro humano, lo que la convierte en una excelente opción a la hora de buscar un descanso activo.

Una sugerencia de cómo aprovechar la música, donde solo tienes que escuchar y dejar que tu cuerpo recuerde cómo descansar, puede ser:

1. Busca un espacio de tu agrado.
2. Escoge una música que te haga vibrar, que te guste mucho.
3. Busca "soltar" la rigidez del cuerpo y la mente: estírate, muévete, baila o camina.
4. Déjate envolver por el sonido sin expectativas, permitiendo que el sistema nervioso entre en modo recuperación.

LAS MASCOTAS

Siempre ha existido una relación de proximidad entre los humanos y los animales, principalmente los "domésticos"; sin embargo, el proceso de domesticación y de convivencia con mascotas ha ido cambiando o evolucionando a través de los años.

El estudio multidisciplinario de las interacciones entre humanos y animales (*antrozoología*) surgió a finales de la década de los ochenta, luego de informes de que las interacciones entre humanos y mascotas podrían tener beneficios para la salud física y mental.

En las décadas posteriores, una gran cantidad de investigaciones han correlacionado los beneficios de convivir con mascotas con una mayor actividad física, mejores niveles hormonales, aumento de la oxitocina, disminución del cortisol, mejor ritmo cardíaco, mejores habilidades sociales, mayor sentido de responsabilidad, mayor bienestar general y una menor sensación de soledad.

Existen estudios que muestran que la interacción con un animal de compañía, en particular un perro (por su historia de vínculo con los humanos, su propio lenguaje emocional y su capacidad de responder afectivamente), afecta positivamente las respuestas endocrinas, como lo indican los cambios en los niveles de cortisol, epinefrina y norepinefrina, lo que sugiere una atenuación de las respuestas al estrés a través del eje hipotálamo-hipófisis-adrenal. Estos cambios hormonales pueden verse reflejados también en una mejoría en la interacción interpersonal y en el estado de ánimo, una disminución de la frecuencia cardíaca y una mejoría en los niveles de tensión arterial. Asimismo, mejoran el funcionamiento del sistema inmunológico y los procesos de control del dolor.

Cada vez existe más evidencia clínica que indica que las mascotas pueden desencadenar sentimientos de compañía, aceptación, comodidad, seguridad y apoyo emocional, que probablemente tengan efectos positivos en los humanos al contrarrestar los sentimientos de ira, tristeza, ansiedad y depresión. Además, las mascotas son aliadas para aliviar el cansancio porque obligan a pausas saludables, aumentan la alegría, promueven estar en el momento presente, fomentan la conexión emocional y ayudan a la disminución del estrés y la ansiedad.

En síntesis, los beneficios descritos alrededor de tener y cuidar a una mascota pueden ser de gran utilidad para generar bienestar y lograr un descanso activo al jugar, bañar, alimentarla y pasearla.

Una manera de conectar con tu mascota y de mejorar tu cansancio puede ser:

- Elige un momento tranquilo, sin distracciones, puedes poner música o salir al aire libre.
- Ancla tu atención al presente, acariciando a tu mascota, prestando atención a las sensaciones que tienes a través del tacto, siente su temperatura, su pelaje, sus formas.
- Siente su respiración y aprovecha también para ser más consciente de la tuya.
- Mira a tu mascota a los ojos, dedica ese momento para hacer conciencia de esa conexión (en ese momento ambos están liberando oxitocina).
- Dedica unos minutos a solo jugar; permítete reír, moverte y sentir su afecto.
- Agradece la presencia de tu mascota en tu vida y tu capacidad de amar y cuidar.
- Cierra con un gesto especial, un abrazo, un paseo, una mirada amorosa.

FOTOGRAFÍA

La fotografía puede ser una muy buena herramienta para favorecer el descanso mental y emocional, ya que enfoca la atención en el presente, disminuye la velocidad y el ruido mental, activa la creatividad, estimula emociones positivas, fomenta pausas conscientes.

La fotografía nos permite capturar momentos que pueden ser considerados únicos, valiosos, que merecen ser recordados (o no). Además, nos ayuda a preservar la memoria, ya que los asociamos con algún tipo de trascendencia personal, cultural, social, artística o política.

Es una actividad que genera bienestar no solo al realizar la acción de tomar las fotos, sino también los procesos subsiguientes de clasificarlas, guardarlas y luego el hecho de revisarlas y retomarlas para recordar.

La fotografía puede ayudar a disminuir el estrés cotidiano, ayuda a centrarse en el proceso de la composición, la intensidad o no de la luz, el encuadre, el color, la perspectiva, llevando **la atención al presente**, al momento actual ("fuera" de las situaciones preocupantes). Buscar una imagen específica para capturar hace que la mente se centre en los detalles, los colores, las texturas, y así puede ir desconectándose de los pensamientos repetitivos o negativos. Al fotografiar con intención puedes ver el mundo con más calma y atención y bajar el ritmo y el acelere cotidiano. La fotografía te invita a detenerte a observar y a encontrar lo que otros no ven, a darle valor y ver belleza a lo sencillo. Además, al tomar fotografías en exteriores se facilita el ejercicio físico, tomar el sol, y es más probable el contacto con la naturaleza. También puede mejorar la destreza mental, el aprendizaje, la memoria, la creatividad, la paciencia, la capacidad de espera.

Es un buen instrumento para autogestionar las emociones, te ayuda a comprender tus sentimientos y a compartirlos en imágenes. Puede ser una forma de fomentar la autoestima y la confianza, ya que, al adquirir la capacidad de tomar fotografías estéticas, puede sentirse gran satisfacción con el resultado final. Además, se va adquiriendo más seguridad en el desempeño, lo cual se refuerza cuando se comparte con otros la labor fotográfica, y se recibe retroalimentación positiva.

La fotografía te permite crear algo propio, fomentar tu expresión personal, tu sello y tu mirada única sobre el mundo. Te permite capturar momentos que son valiosos para ti, construir recuerdos a tu manera, y regalarle a tu cerebro una galería de momentos e imágenes que estimulan, emocionan, inspiran, generan disfrute, alimentan tu bienestar y te permiten desconectar del ruido cotidiano.

Te sugiero dos propuestas para usar la fotografía para tu bienestar y descanso:

1. Elige un lugar que te permita sentirte bien, donde creas que puedes encontrar inspiración.

2. Pon tu celular en modo avión y alístate para ver más allá de los ojos, oír más allá de los oídos, sentir más allá del tacto. Alístate para capturar una pausa, un momento, una imagen especial.

3. No busques perfección, observa sin crítica, buscando algún detalle diferente o especial, una flor, un objeto, una sombra, un contraste.

4. Detecta la situación que quieres que se convierta en imagen fotográfica y pregúntate: ¿qué sientes al verla?, ¿qué significado tiene esta imagen?, ¿qué puede transmitir?

5. Captura el momento, privilegiando la observación por encima de la técnica.

6. Reflexiona sobre por qué escogiste esa situación u objeto, ¿qué te llamo la atención?, ¿cómo te sentiste luego de darte esta pausa para estar tomando fotos?

También puedes hacer esto:

1. Busca un momento y espacio especial para ti.
2. Revisa tu galería de fotos.
3. Escoge algunas fotos que te generen emociones y recuerdos significativos, pueden ser de un objeto valioso para ti, de una cena, de una preparación de comida que te gustó, de un momento en que te estás riendo, de un viaje, de una puesta de sol, de un encuentro familiar…
4. Recuerda qué sentías en ese momento. ¿Qué sonidos, olores y emociones acompañan a este recuerdo?, ¿qué te dirías sobre estas experiencias?
5. Crea un álbum especial con estas fotos para que cuando te sientas cansado o con malestar, vuelvas a ellas para recordarte que la vida tiene multiplicidad de momentos y eventos que nutren y restauran.

LECTURA

La lectura puede ser un refugio y una medicina silenciosa para lograr el descanso. Te permite salirte de las preocupaciones cotidianas y de la rutina para hacer un viaje a través del libro, para dar un respiro de los pensamientos repetitivos. Leer te invita a estimular la imaginación y a moverte en un universo narrativo que te saca de tu rutina y tu cansancio, bajándole la velocidad a tu mente y entrando en un estado de bienestar.

Es muy conocido que la lectura es una de las actividades intelectuales que reporta mayores beneficios al lector. Aumenta la inteligencia y el pensamiento crítico, estimula la creatividad y la imaginación, ejercita la memoria, mejora la conectividad cerebral, fomenta la curiosidad, activa la empatía, mejora habilidades sociales y la capacidad de comunicación, reduce el insomnio, genera diversión, entretenimiento y sensación de calma y bienestar, y facilita el abstraerse de los problemas y las preocupaciones.

En general, las personas con hábitos de lectura tienen tasas más bajas de depresión, mayor capacidad de resolver conflictos y de autoajuste psicológico.

Leer antes de dormir ayuda a conciliar más rápido el sueño y a desconectarte de las preocupaciones del día, fomenta la calma, evita la sobreestimulación de las pantallas y disminuye la exposición a la luz azul que baja la melatonina. Ten en cuenta que la lectura para dormir requiere una adecuada escogencia del material, puesto que si lo que lees es muy interesante, abrumador o inquietante, puede generar el efecto contrario.

Otra faceta muy valiosa de la lectura está relacionada con la opción de compartir lo leído, lo cual no solo renueva el interés por leer, sino que también fomenta la empatía, fortalece los vínculos, mejora la comprensión lectora y el sentido crítico. Cuando comentas y compartes historias, reflexiones o frases de lo que has leído, creas espacios de conexión emocional que te recargan a través del intercambio de ideas y de lazos que se construyen a partir de esos encuentros. Seguro has vivido esa emoción de hablar de un libro con un ser querido o alguien especial para ti y has visto cómo has ido conociendo más a esa persona, cómo han creado una complicidad especial y probablemente han comenzado a intercambiar no solo ideas, sino también libros, construyendo una biblioteca de emociones, afectos, aficiones y espacios que recargan tu pila.

Te sugiero la siguiente rutina de lectura para lograr bienestar y disminuir el cansancio:

- Elige una lectura que te inspire, que disfrutes y te nutra en algún aspecto (emocional, profesional, espiritual, recreativo).
- Crea tu rincón de lectura, que sea cómodo, acogedor, con buena luz y temperatura agradable, para que tu cerebro entienda que estás en un momento de bajar el ritmo.
- Define el horario en que podrás dedicarte a la lectura, recordando que lo importante no es la cantidad de minutos ni de lecturas, sino un espacio y tiempo exclusivos para sumergirte en una actividad que es para tu bienestar. Si tienes claras tus prioridades, las decisiones se vuelven más fáciles. Tú y tu tiempo de bienestar y descanso deben ser una de estas.
- Lee sin exigencia, déjate llevar, disfruta.
- Lee en voz alta fragmentos que te inspiren; la lectura en voz alta te conecta con las palabras y contigo, y ayuda a estimular diferentes áreas del cerebro.
- Permite que la lectura inspire otras acciones como escribir una reflexión, hacer un dibujo o ver de una manera diferente una situación, un objeto o la vida misma.
- Comparte con otros lo que has leído; mucho más que hacer el resumen es buscar puentes de conexión que inviten a una conversación.
- Crea posibilidades. Cambia el celular por la opción de tener siempre a mano una lectura para esos momentos de espera.

LA JARDINERÍA

La jardinería es una actividad de presencia, un verdadero cable a tierra que ayuda a generar bienestar y a fomentar el descanso. Al conectar con la tierra y el agua se activan mecanismos naturales de relajación tales como la disminución del cortisol, satisfacción por pequeños logros y la estimulación del sistema nervioso parasimpático, que juega un rol muy importante para el descanso, al ser como un freno que ayuda a bajar revoluciones.

Crear tus propios espacios naturales te invita a enfocarte en la actividad que estás realizando, conectando con la vida y la naturaleza. Sembrar una semilla, plantar un árbol o cuidar una flor te recuerdan que los grandes resultados suelen nacer de pequeños esfuerzos. Esta experiencia te ayuda a fortalecer la paciencia, la flexibilidad y la tolerancia a la frustración, ya que la plantas tienen su propio ritmo, crecen a su propio tiempo, no al tuyo. Así, logras cultivar en ti la capacidad de confiar en los procesos y a soltar lo que no que no depende de ti, entendiendo que no todo lo puedes controlar.

Además de embellecer tu entorno y contribuir al cuidado del medioambiente al purificar el aire, la jardinería mejora tu calidad de vida y te permite dejar un legado vivo.

Un beneficio igualmente valioso es el impacto relacionado con el ejercicio. Actividades como cavar y cortar, que implican movimientos repetitivos, no solo fortalecen los músculos y las articulaciones, sino que también ayudan a liberar tensiones. Además, la exposición a la luz solar ayuda a regular los relojes del cerebro, a mejorar el sueño y favorece la producción natural de vitamina D. Sumado a su efecto como actividad cardiovascular, todas estas acciones te ayudan a tener un descanso más profundo y reparador.

Te doy algunas ideas para conectar la jardinería con el descanso:

1. Al plantar, enfócate no solo en la actividad sino también en su significado: como plantar calma, regar tu descanso, cosechar tu bienestar.

2. Siéntete orgulloso no solo por realizar una actividad que te genera bienestar y embellece el entorno, sino también por tu contribución al medioambiente.

3. Planta hierbas aromáticas como menta, romero, albahaca, hierbabuena y orégano para tus infusiones.

4. Planta verduras para tu propio consumo.

5. Crea un pequeño rincón donde puedas sentarte a observar ese bello y oxigenado espacio creado por ti. Ver crecer lo que has plantado fortalece sentimientos de logro y gratitud.

6. Cuando termines, lava tus manos lentamente, sintiendo el agua y cerrando ese momento con gratitud por lo sembrado en la tierra y por tu bienestar.

LOS MASAJES

Los masajes favorecen el descanso porque actúan directamente sobre el cuerpo. Cuando recibimos o nos damos un masaje, se disminuyen los niveles de cortisol, aumentan la producción de serotonina y oxitocina, se genera relajación muscular y estimulación de la circulación sanguínea y linfática, se logra estimular el sistema nervioso parasimpático, y todo lo anterior va llevando al cuerpo a un estado de calma, recuperación y relajación, reconectando al cuerpo con sensaciones de alivio, energía, descanso y cuidado.

Los masajes se originaron hace miles de años. Hipócrates decía: "los médicos tienen que ser expertos en muchas cosas, pero especialmente en la anatripsia", un término que se refiere a una técnica de **terapia** que consiste en la **fricción** aplicada sobre la piel o los músculos con el objetivo de mejorar la salud.

La práctica de los masajes ha trascendido generación tras generación, y en la actualidad existen diversos tipos de masajes:

1. Masaje sueco, que consiste en masajear la musculatura en sentido contrario a la circulación sanguínea, con movimientos suaves con ritmo y energía.

2. Masaje japonés o *shiatsu*, que es una práctica que usa la digitopuntura y se aplica presión rítmica y variada con los dedos siguiendo los puntos de energía del cuerpo.

3. Masaje ayurvédico, que se realiza con movimientos rítmicos y técnicas de presión, utilizando aceite caliente.

4. Reflexología, que se basa en la estimulación de puntos específicos de las manos y los pies, o incluso de los oídos, que corresponden, de manera refleja, a diferentes órganos y sistemas del cuerpo.

5. Masaje deportivo, que es la técnica enfocada en preparar los músculos antes de la actividad física, optimizar su rendimiento y favorecer su recuperación luego del ejercicio.

6. Masaje linfático, que es una técnica suave y rítmica que busca estimular la circulación linfática.

7. Masaje terapéutico, cuyo objetivo principal es tratar molestias específicas del cuerpo. El masaje en sí genera sensación de bienestar y alivio. Sin embargo, cuando a causa de la rutina agitada, la tensión diaria, las malas posturas (especialmente por el uso del celular y el computador), el sedentarismo o la fatiga se instalan dolor y rigidez en los músculos, el masaje, y aún más si es terapéutico, cobra un valor especial. En estos

casos ayuda también a disminuir el dolor y la inflamación y a recuperar la movilidad y la funcionalidad.

Es importante tener en cuenta que existen situaciones en las que el masaje no está recomendado, como en casos de enfermedades agudas, infecciones, lesiones de piel, embarazo, posparto, heridas, hemorragias, lesiones vasculares o fracturas.

¿Sabías que te puedes realizar automasajes? Te dejo este paso a paso para que conectes contigo a través del calor de tus manos:

1. Siéntate cómodo.
2. Elige música de tu agrado y busca aromatizar tu entorno con tu fragancia preferida.
3. Con las yemas de los dedos, realiza movimientos circulares suaves en todo el cuero cabelludo.
4. Masajea les sienes y la frente. Mueve los dedos como alisando la piel, deslizándolos desde el centro de la frente hacia afuera.
5. Realiza ligeras presiones en los pómulos y alrededor de los ojos y la mandíbula para aliviar la tensión acumulada.
6. Acompaña el masaje con respiraciones profundas.

TIPS
PARA RECORDAR:

En tu entorno, en lo cercano y cotidiano, puedes encontrar herramientas que te recargan la pila física y emocional.

PARA CERRAR

Con todo este recorrido que hemos hecho, ya sabes que el cansancio no es una señal de debilidad ni un enemigo. Es un lenguaje de todo tu ser, una invitación a escucharte, a reconectar contigo, a bajar el ritmo para volver a encontrar sentido.

A lo largo de estas páginas exploramos las causas más comunes del agotamiento y te compartí caminos posibles para prevenirlo, enfrentarlo y mejorar tu calidad de vida. Hablamos del poder de lo sencillo y cómo con prácticas cotidianas podemos recargar y recuperar vitalidad.

Recargar tu pila no se trata de hacer más, sino de hacer más despacio, de vivir más consciente, de conectar contigo, de conocerte, reconocer tus límites y construir tu propio morral de actividades que sabes que a ti te ayudan a descansar y a recuperar tu energía.

Llegar hasta aquí, a este punto del libro, significa que ya diste esos primeros pasos de preguntarte, entender y escuchar para ver tu cansancio como un llamado que merece ser atendido y darle respuesta.

Hoy tienes más herramientas, más comprensión y más posibilidades. Sabes que puedes elegir cómo abordar tu cansancio, cómo construir rutinas que te sostengan, te nutran y te permitan recuperar la vitalidad. Y sabes, sobre todo, que **descansar no es rendirte**, es darte la oportunidad de renovarte, de restaurarte y de volver a empezar las veces que sea necesario.

RECARGA TU PILA.

RECONECTA CONTIGO.

ELÍGETE, VUELVE A TI.

**REESCRIBE TU MANERA
DE ESTAR, DE VIVIR,
DE RELACIONARTE CONTIGO
Y CON EL MUNDO.**

GLOSARIO

ABSTINENCIA: Síntomas físicos y mentales que ocurren cuando se deja de usar una sustancia adictiva.

AGORAFOBIA: Miedo intenso a estar en lugares o situaciones donde escapar podría ser difícil o embarazoso.

ANHEDONIA: Incapacidad para sentir placer en actividades que usualmente son placenteras.

APNEA: Pausa en la respiración durante el sueño.

BRADICARDIA: Frecuencia cardíaca anormalmente baja.

CÁNDIDA: Tipo de hongo que puede causar infecciones, especialmente en áreas húmedas del cuerpo.

CANSANCIO: Sensación de falta de energía y motivación.

CIRCADIANO: Relacionado con el ciclo biológico de veinticuatro horas del cuerpo.

CIRUGÍA BARIÁTRICA: Procedimientos quirúrgicos que ayudan a perder peso mediante cambios en el sistema digestivo.

COMORBILIDADES: Presencia de una o más enfermedades adicionales a una enfermedad primaria.

CORTISOL: Hormona del estrés producida por las glándulas suprarrenales.

CPAP: Dispositivo que ayuda a mantener abiertas las vías respiratorias durante el sueño.

CITOQUINAS: Proteínas que regulan la respuesta inmunitaria y la inflamación.

DISNEA: Dificultad para respirar.

DOPAMINA: Neurotransmisor que juega un papel clave en la motivación, el placer y la recompensa.

EJE HIPOTÁLAMO-HIPÓFISIS-ADRENAL (HPA): Sistema que regula la respuesta al estrés y diversas funciones corporales.

ENDORFINA: Neurotransmisor que actúa como analgésico natural y promotor del bienestar.

EPIGENÉTICA: Estudio de los cambios en la expresión genética que no implican alteraciones en la secuencia de ADN.

EPOC: Enfermedad pulmonar obstructiva crónica que dificulta la respiración.

ESTRÓGENOS: Hormonas sexuales femeninas esenciales para el desarrollo y funcionamiento del sistema reproductivo.

FATIGA: Sensación extrema de cansancio que no se alivia con el descanso.

FIBRONIEBLA: Dificultad para concentrarse y pensar con claridad, común en personas con fibromialgia.

FOBIA: Miedo intenso y desproporcionado a un objeto o situación específica.

GLUCOSA: Tipo de azúcar que es la principal fuente de energía del cuerpo.

HIPOCAMPO: Parte del cerebro involucrada en la formación de nuevos recuerdos y la regulación emocional.

MELATONINA: Hormona que regula el sueño y los ritmos circadianos.

MECANISMOS DE AFRONTAMIENTO: Estrategias que las personas utilizan para manejar el estrés y las dificultades.

MIELINA: Capa protectora alrededor de los nervios que facilita la transmisión rápida de impulsos eléctricos.

MULTISISTÉMICA: Que afecta a varios órganos o sistemas del cuerpo.

NEUROTRANSMISOR: Sustancia química que permite la comunicación entre las células nerviosas.

NEUROTROFINA: Proteína que promueve el crecimiento y la supervivencia de las neuronas.

NEUROTRANSMISOR GABAÉRGICO: Sustancia que inhibe la actividad del sistema nervioso, promoviendo la relajación y reduciendo la ansiedad.

NEUROTRANSMISOR GLUTAMATÉRGICO: Sustancia que estimula la actividad del sistema nervioso, involucrada en la memoria y el aprendizaje.

PROGESTERONA: Hormona sexual femenina que regula el ciclo menstrual y el embarazo.

RITMOS CIRCADIANOS: Ciclos biológicos que se repiten aproximadamente cada veinticuatro horas.

SEROTONINA: Neurotransmisor que afecta el estado de ánimo, el apetito y el sueño.

TESTOSTERONA: Hormona sexual masculina que juega un papel clave en el desarrollo y mantenimiento de las características masculinas.

TINNITUS: Percepción de ruido o zumbido en los oídos sin una fuente externa.

TOLERANCIA: Necesidad de aumentar la dosis de una sustancia para lograr el mismo efecto debido al uso prolongado.

TRIPTÓFANO: Aminoácido esencial que el cuerpo usa para producir serotonina.

ULTRAPROCESADOS: Alimentos altamente procesados con ingredientes industriales y aditivos, a menudo poco saludables.

AGRADECIMIENTOS

Le agradezco a la vida por cada persona, cada experiencia y aprendizaje.

A mis pacientes, por confiarme su mundo interior y enseñarme tanto.

A Natalia Jerez, por ser una maravillosa luz, y a Penguin Random House, por creer en este proyecto y hacerlo posible.

⋛ BIBLIOGRAFÍA ⋛

Al-Nemr, A. y Reffat, S. (1 de abril de 2024). "Effect of Pilates Exercises on Balance and Gross Motor Coordination in Children with Down Syndrome". *Acta Neurol. Belg.*, 124 (5): pp. 1499-1505.

Álvarez-Nemegyei, J.; Pacheco Pantoja, E. L.; Olán-Centeno, L. J.; Angulo-Ramírez, A.; Rodríguez-Magaña, F. E. y Aranda-Muiña, J. F. (2022). "Association between Fibromyalgia Syndrome Clinical Severity and Body Composition. A Principal Component Analysis". *Reumatol.*, 18 (9): pp. 538-45.

American Academy of Pediatrics. (1 de mayo de 2024). "Hábitos saludables para el uso de pantallas en la infancia y adolescencia". https://www.healthychildren.org/Spanish/family-life/Media/Paginas/healthy-digital-media-use-habits-for-babies-toddlers-preschoolers.aspx.

American Cancer Society. (25 de marzo de 2024). "¿Qué es el cansancio o la debilidad?". https://www.cancer.org/es/cancer/como-sobrellevar-el-cancer/efectos-secundarios/cansancio/que-es-el-cansancio-relacionado-con-el-cancer.html#:~:text=-No%20se%20entiende%20bien%20c%C3%B3mo%20el%20c%C3%A1ncer%20y,limpiar%20y%20reparar%20el%20tejido%20da%C3%B.

Ankar, A. y Kumar, A. (28 de enero de 2024). "Vitamin B12 Deficiency". https://www.ncbi.nlm.nih.gov/books/NBK441923/.

APA. (24 de junio de 2024). "Health Advisory on Social Media Use in Adolescence". https://www.apa.org/topics/social-media-internet/health-advisory-adolescent-social-media-use.

Aslanoglou, D.; Bertera, S.; Sánchez-Soto, M.; Benjamin Free, R.; Lee, J.; Zong, W.; Xue, X.; Shrestha, S.; Brissova, M.; Logan, R. W.; Wollheim, C. B.; Trucco, M.; Yechoor, V. K.; Sibley, D. R.; Bottino, R. y Freyberg, Z. (2021). "Dopamine Regulates Pancreatic Glucagon and Insulin Secretion via Adrenergic and Dopaminergic Receptors". *Translational Psychiatry*, 11: p. 59.

Atlantic International University. (28 de septiembre de 2023). "Adicciones digitales y electromagnéticas y sus consecuencias en la salud: iluminando una relación complicada". https://www.aiu.edu/es/adicciones-digitales-y-electromagneti-cas-y-sus-consecuencias-en-la-salud-iluminando-una-rela-cion-complicada/.

Avellaneda, A.; Pérez Martín, A. A. e Izquierdo Martínez, M. (2009). "Síndrome de fatiga crónica. Documento de consenso". *Atención Primaria*, vol. 41, n.° 10: pp. 529-531.

Barrea, L.; Pugliese, G.; Frias-Toral, E.; Ghoch, M. E.; Castellucci, B.; Chapela, S. P.; Carignano, Md. L. A.; Laudisio, D.; Savastano, S.; Colao, A. y Muscogiuri, G. (2023). "Coffee Consumption, Health Benefits and Side Effects: A Narrative Review and Update for Dietitians and Nutritionists". *Crit. Rev. Food Sci. Nutr.*, 63 (9): pp. 1238-1261.

Beetz, A.; Uvnäs-Moberg, K.; Julius, H. y Kotrschal, K. (8 de julio de 2012). "Psychosocial and Psychophysiological Effects of Human-Animal Interactions: The Possible Role of Oxytocin". *Front. Psychol.*, V. 3.

Bennetts, S. K.; Howell, T.; Crawford, S.; Burgemeister, F.; Burke, K. y Nicholson, J. M. (23 de marzo de 2023). "Family Bonds with Pets and Mental Health during COVID-19 in Australia: A Complex Picture". *Int. J. Environ. Res. Public Health*, 20 (7): p. 5245.

Carod-Artal, F. (1 de junio de 2021). "Post-COVID-19 Syndrome: Epidemiology, Diagnostic Criteria and Pathogenic Mechanisms Involved". *Rev Neurol.*, 72 (11): pp. 384-396.

CDC. (10 de mayo de 2024). "Conceptos básicos de EM/SFC". https://www.cdc.gov/me-cfs/about/index.html.

———. (15 de mayo de 2024). "Sobre el síndrome de Gilles de la Tourette". https://www.cdc.gov/tourette-syndrome/es/about/sobre-el-sindrome-de-gilles-de-la-tourette.html#:~:text=Los%20s%C3%ADntomas%20del%20s%C3%ADndrome%20de,cambian%20mucho%20con%20el%20tiempo.

———. (23 de octubre de 2024). "Acerca del trastorno por déficit de atención e hiperactividad (TDAH)". https://www.cdc.gov/adhd/about/index.html.

Chaker, L.; Bianco, A. y Jonklaas, J. (23 de septiembre de 2017). "Hypothyroidism". *Lancet*, 390 (10101): pp. 1550-1562.

Chanda, M. L. y Levitin, D. J. (abril de 2013). "The Neurochemistry of Music". *Trends Cogn. Sci.*, 17 (4): pp. 179-93.

Chen, W.; Li, M.; Li, H.; Lin, Y. y Fend, Z. (1 de septiembre de 2023). "Tai Chi for Fall Prevention and Balance Improvement in Older Adults: A Systematic Review and Meta-Analysis of Randomized Controlled Trials". *Front. Public Health*, 11: pp. 1236050.

Chiovato, L.; Magri, F. y Carle, A. (2019). "Hypothyroidism in Context: Where We've Been and Where We're Going". *Adv. Ther.*, 36 (suppl 2): pp. 47-58.

Ciobanu, A. M.; Petrescu, C.; Anghele, C.; Costin Manea, M.; Ciobanu, C. A.; Petrescu, D. M.; Mihalache, O. A. y Riga, S. (21 de noviembre de 2023). "Severe Vitamin D Deficiency-A Possible Cause of Resistance to Treatment in Psychiatric Pathology". *Medicina (Kaunas)*, 59 (12): p. 2056.

Clínica Universidad de Navarra. (9 de abril de 2023). "Cansancio". https://www.cun.es/diccionario-medico/terminos/fatigabilidad#:~:text=Tendencia%20a%20estar%20cansado%20o%20exhausto.%20Disminuci%C3%B3n%20progresiva,de%20ciertas%20enfermedades%20neurol%C3%B3gicas%20como%20la%20miastenia%20gravis.

Corkhill, B. H. (2014). "Knitting and Well-being". *Textile: The Journal of Cloth and Culture*, vol. 12, pp. 34-57.

Crosswell, A. D.; Mayer, S. E.; Whitehurst, L. N.; Picard, M.; Zebardjadian, S. y Epel, E. S. (enero de 2024). "Deep Rest: An Integrative Model of How Contemplative Practices Combat Stress and Enhance the Body's Restorative Capacity". *Psychol. Rev.*,131 (1): pp. 247-270.

De Nys, L.; Anderson, K.; Ofosu, E. F.; Ryde, G. C.; Connelly, K. y Whittaker, A. C. (septiembre de 2022). "The Effects of Physical Activity on Cortisol and Sleep: A Systematic Review and Meta-Analysis". *Psychoneuroendocrinology*, 143: p. 105843.

De Pisapia, N.; Bacci, F.; Parrott, D. y Melcher, D. (19 de diciembre de 2016). "Brain Networks for Visual Creativity: A Functional Connectivity Study of Planning a Visual Artwork". *Sci. Rep.* 2, dec. 19; p. 6.

Dicken, S. J. y Batterham, R. L. (marzo de 2024). "Ultra-processed Food and Obesity: What Is the Evidence?". *Curr. Nutr. Rep.*, 13 (1): pp. 23-38.

Dresp-Langley, B. y Hutt, A. (5 de junio 2022). "Digital Addiction and Sleep". *Int. J. Environ. Res. Public Health*, 19 (11): p. 6910.

Firth, J.; Torous, J.; López-Gil, J. F.; Linardon, J.; Milton, A.; Lambert, J.; Smith, L.; Jarić, I.; Fabian, H.; Vancampfort, D.; Onyeaka, H.; Schuch, F. B. y Firth, J. A. (junio de 2024). "From 'Online Brains' to 'Online Lives': Understanding the

Individualized Impacts of Internet Use across Psychological, Cognitive and Social Dimensions". *World Psychiatry*, 23: p. 2.

Futterman, A. (2011). "The Well-Being of Women Who Create with Textiles: Implications for Art Therapy". *Art Therapy*, 28 (3): pp. 104-112.

García Pastormelo, P. (mayo de 2021). "Consigue equilibrar el uso de la tecnología a través del bienestar digital". *Think with Google*. https://www.thinkwithgoogle.com/intl/es-419/futuro-del-marketing/transformacion-digital/consigue-equilibrar-el-uso-de-la-tecnologia-a-traves-del-bienestar-digital/.

Geneshka, M.; Coventry, P.; Cruz, J. y Gilbody, S. (26 de agosto de 2021). "Relationship between Green and Blue Spaces with Mental and Physical Health: A Systematic Review of Longitudinal Observational Studies". *Int. J. Environ. Res. Public Health*, 18 (17).

Giner-Galván, V.; Aasensio-Tomás, M. L.; Díez-Herrero, D. y Wikman-Jorgensen, P. (enero de 2023). "Otra forma de abordar el síndrome pos-COVID. De la funcionalidad al síntoma". *Rev. Clin. Esp.*, 223 (1): pp. 62-64.

Giorgi, V.; Bazzichi, L.; Batticciotto, A.; Pelegrino, G.; Di Franco, M.; Sirotti, S.; Atzeni, F.; Alciati, A.; Salaffi, F. y Sarzi Puttini, P. (junio de 2023). "Fibromyalgia: One Year in Review 2023". *Clin. Exp. Rheumatol*, 41 (6): pp. 1205-1213.

Hou, J.; Zhang, R.; An, J. y Zhang, H. (mayo-junio de 2023). "Study on the Clinical Efficacy of Painting Therapy of Patients with Anxiety Disorders". *Riv Psichiatr.*, 58 (3): pp. 129-133.

Huotilainen, M. R. (2018). "Why our Brains Love Arts and Crafts". *Form Akademisk - Forskningstidsskrift for Design og Designdidaktikk*, vol. 11, pp. 1-18.

James, K. A.; Stromin, J. I.; Steenkamp, N. y Combrinck, M. I. (6 de marzo de 2023). "Understanding the Relationships between

Physiological and Psychosocial Stress, Cortisol and Cognition". *Front Endocrinol*, 14: p. 1085950

Jamil, A.; Gutlapalli, S. D.; Ali, M.; Oble, M. J. P.; Sonia, S. N.; George, S.; Shahi, S. R.; Abaza, A. y Mohammed, L. (19 de junio de 2023). "Meditation and Its Mental and Physical Health Benefits". *Cureus.*, 15 (6): e40650.

Jimeno, A. P. y Conejero López, S. (2019). "Regulación emocional y afrontamiento: Aproximación conceptual y estrategias". *Revista Mexicana de Psicología*, vol. 36, núm. 1: pp. 74-83.

Kalra, S. y Sahay, R. (agosto de 2018). "Diabetes Fatigue Syndrome". *Diabetes Ther.*, 9 (4): pp. 1421-1429.

Kenning, G. (2015). "Fiddling with Rhreads: Craft-Based Textile Activities and Positive Well-Being". *Textile*, 13 (1): pp. 50-65.

Koelsch, S.; Fritz, T.; Cramon, D. Y. V.; Müller, K. y Friederici, A. D. (marzo de 2006). "Investigating Emotion with Music: An fMRI Study". *Hum. Brain Mapp.*, 27 (3): pp. 239-50.

Lane, M. M.; Davis, J. A.; Beattie, S.; Gómez-Donoso, C.; Loughman, A.; O'Neil, A.; Jacka, F.; Berk, M.; Page, R.; Marx, W. y Rocks, T. (marzo de 2021). "Ultraprocessed Food and Chronic Noncommunicable Diseases: A Systematic Review and Meta-Analysis of 43 Observational Studies". *Obes. Rev.*, 22 (3): e13146.

Lane, M. M.; Gamage, E.; Du, S.; Ashtree, D. N.; McGuinness, A. J.; Gauci, S.; Baker, P.; Lawrence, M.; Rebholz, C. M.; Srour, B.; Touvier, M.; Jacka, F. N.; O'Neil, A.; Segasby, T. y Marx, W. (28 de febrero de 2024). "Ultra-processed Food Exposure and Adverse Health Outcomes: Umbrella Review of Epidemiological Meta-Analyses". *BMJ*, 384: e077310.

Le Rhun, A.; Caillet, P.; Lebeaupin, M.; Duval, M.; Guilmault Anthoine, E.; Borghi, G.; Leclère, B. y Moret, L. (28 de septiembre de 2023). "Mind-body and Art Therapies Impact on Emotional Regulation in Patients with Chronic Diseases: A Pragmatic Mixed-Methods Randomized Controlled Trial". *BMC Complement Med. Ther*, 23 (1): p. 344.

Li, X.; Chang, P. y Wu, M. (2024). "Effect of Tai Chi vs Aerobic Exercise on Blood Pressure in Patients with Prehypertension: A Randomized Clinical Trial". *JAMA Netw. Open*, 7 (2): e2354937.

López-Sampalo, A. y Bernal López, M. R. (abril de 2022). "Síndrome de COVID-19 persistente. Una revisión narrativa". Rev. Clin. Esp, 222 (4): pp. 241-250.

Lu, J.; Li, K.; Zheng, X.; Liu, R.; Chen, M.; Xian, J.; Tu, S. y Lingling, X. (4 de septiembre de 2023). "Prevalence of Menopausal Symptoms and Attitudes towards Menopausal Hormone Therapy in Women Aged 40-60 Years: A Cross-Sectional Study". *BMC Womens Health*, 23 (1): p. 472.

Machado Sotomayor, M. J.; Arufe-Giráldez, V.; Ruíz-Rico, G. y Navarro Patón, R. (4 de noviembre de 2021). "Music Therapy and Parkinson's Disease: A Systematic Review from 2015-2020". *Int. J. Environ. Res. Public Health*, 18 (21).

Madan, S.; Sembhi, J.; Khurana, N.; Makkar, K. y Byati, P. (enero 4 de 2022). "Yoga for Preventive Health: A Holistic Approach". *Am. J. Lifestyle Med.*, 17 (3): pp. 418-423.

Martin, J. A. (22 de 05 de 2023). "¿Qué es el síndrome de fátiga crónica?". www.parcdesalutmar.cat/mar/SFC.pdf: ttps://www.parcdesalutmar.cat/mar/SFC.pdf.

Martínez García, R. M.; Jiménez Ortega, A. I.; Lorenzo-Mora, A. M. y Bermejo, L. M. (1 de septiembre de 2022). "Importancia de la hidratación en la salud cardiovascular y en la función cognitiva". *Nutr. Hosp.*, 39 (Spec n.° 3): pp. 17-20.

Martínez-Azumendi, O. (2016). "La fotografía como instrumento terapéutico en salud mental". *Atopos. Salud mental, comunidad y cultura*, n.° 17, pp. 66-83.

Martins, C. F.; Soares, J. P.; Cortinhas, A.; Silva, L.; Cardoso, L.; Pires, M. A. y Mota, M. P. (29 de mayo de 2023). "Pet's Influence on Humans' Daily Physical Activity and Mental Health: A Meta-Analysis". *Front Public Health*, vol. 11.

Mayo Clinic. (21 de enero de 2024). "Fibromialgia". Obtenido de https://www.mayoclinic.org/es/diseases-conditions/fibromyalgia/symptoms-causes/syc-20354780.

Mayo Clinic. (26 de marzo de 2024). "Drogadicción". https://www.mayoclinic.org/es/diseases-conditions/drug-addiction/symptoms-causes/syc-20365112.

Mayo Clinic. (7 de julio de 2024). "Nutrición y comida saludable". https://www.mayoclinic.org/es/healthy-lifestyle/nutrition-and-healthy-eating/in-depth/water/art-20044256#:~:text=Las%20Academias%20Nacionales%20de%20Ciencias%2C%20Ingenier%C3%ADa%20y%20Medicina,litros%29%20de%20l%C3%ADquidos%20al%20d%C3%ADa%20para%20las%2.

Mohammad, A.; Thakur, P.; Kumar, R.; Kaur, S.; Saini, R. V. y Saini, A K. (7 de febrero de 2019). "Biological Markers for the Effects of Yoga as a Complementary and Alternative Medicine". *Complement Integr Med.*, 16 (1).

Molina, R. (2021). *Una mente con mucho cuerpo*. Barcelona: Paidós.

Nguyen, P. Y.; Astell-Burt, T.; Rahimi-Ardabili, H. y Feng, X. (20 octubre 2021). "Green Space Quality and Health: A Systematic Review". *Int. J. Environ. Res. Public Health*, 18 (21): p. 11028.

Nocerino, A.; Nguyen, A. y Agrawal, M. (2020). "Fatigue in Inflammatory Bowel Diseases: Etiologies and Management". *Adv. Ther.*, 37 (1): pp. 97-112.

OMS. (25 de marzo de 2024). "Obesidad y sobrepeso". https://www.who.int/es/news-room/fact-sheets/detail/obesity-and-overweight.

———. (28 de marzo de 2024). "Trastornos de ansiedad". https://www.who.int/es/news-room/fact-sheets/detail/anxiety-disorders

Oxford Languages and Google. (2022).

Pan, D.; Hai, Z.; Yang, X.; He, S.; Li, X. y Li, J. (23 de diciembre de 2022). "Association between Reading and Depression in Chinese Adults". *Medicine (Baltimore)*, 101 (51): e32486.

Pasanen, T. P.; White, M. P.; Wheeler, B. W.; Garrett, J. K. y Elliott, L. R. (octubre de 2019). "Neighbourhood Blue Space, Health and Wellbeing: The Mediating Role of Different Types of Physical Activity". *Environ. Int.*, vol. 131.

Patel, J. C.; Carr, K. D. y Rice, M. E. (11 de marzo de 2023). "Actions and Consequences of Insulin in the Striatum". *Biomolecules*, 13 (3): p. 518.

Pereira, M. J.; Mendes, R.; Mendes, R. S.; Martins, F.; Gomes, R.; Gama, J.; Dias, G. y Castro, M. A. (22 de febrero de 2022). "Benefits of Pilates in the Elderly Population: A Systematic Review and Meta-Analysis". *Eur. J. Investig. Health Psychol. Educ.*, 12 (3): pp. 236-268.

Ponce Vargas, A. (7 de agosto de 2019). "Nuevos criterios diagnósticos 2019 para la fibromialgia". Obtenido de: https://www.doctorponce.com/nuevos-criterios-diagnosticos-2019-para-la-fibromialga/.

Poza Aldea, J. S. (27 de marzo de 2024). *Síndrome de piernas inquietas o enfermedad de Willis-Ekbom*. Sociedad Española de Sueño. https://ses.org.es/docs/guias-spi.pdf.

Rodríguez, C. (22 de enero de 2024). "Todo lo que necesitas saber: ¿qué es una adicción según la OMS?". https://psicologiaendigital.com/salud-mental/que-es-una-adiccion-segun-la-oms/.

Rohweder, R.; Schmalfuss, T. D. O.; Borniger, D. D. S.; Ferreira, C. Z.; Zanardini, M. K.; Torrano Ferreira Lopes, G. P.; Pocharski Barbosa, C.; Moreira, T. D.; Schuler-Faccini, L.; Vieira Sanseverino, M. T.; Anjos da Silva, A.; Mantovani Abeche, A.; Luiz Viana, F. S., y Rosa Fraga, L. (enero de 2024). "Caffeine Intake During Pregnancy and Adverse Outcomes: An Integrative Review". *Reprod. Toxicol.*, 123: p. 108518.

Samuthpongtorn, C., Nguyen, L. H. y Okereke, O. I. (2 de octubre de 2023). "Consumption of Ultraprocessed Food and Risk of Depression". *JAMA Netw Open*, 6 (10): e2341346. .

Sánchez Mascaraque, P. y Fernández-Natal, C. (junio-julio de 2020). "Adicción a nuevas tecnologías: Internet, videojuegos y smartphones. Revisión y estado del arte". *ADOLESCERE-Revista de Formación Continuada de la Sociedad Española de Medicina de la Adolescencia*. https://www.adolescere.es/revista/pdf/volumen-VIII-n2-2020/2020-n2-10_17_Tema-de-revision-Adiccion-a-nuevas-tecnologias.pdf. Vol. VIII, n.° 2: pp. 10-18.

Sapra, A. y Bhandari, P. (2022). *Chronic Fatigue Syndrome*. Treasure Island: Statpearls Publishing.

Shetty, R.; Basheer, F. T.; Poojari, P. G.; Thinga, G.; Pulikkel Chandran, V. y Acharya, L. D. (marzo de 2022). "Adverse Drug Reactions of GLP-1 Agonists: A Systematic Review of Case Reports". *Diabetes Metab. Syndr.*, 16 (3): p. 102427.

Shriane, A. E.; Rigney, G.; Ferguson, S. A.; Sun Bin, Y. y Vincent, G. E. (11 de diciembre de 2023). "Healthy Sleep Practices for Shift Workers: Consensus Sleep Hygiene Guidelines Using a Delphi Methodology". *Sleep*, 46 (12): zsad182.

Sohal, M.; Singh, P.; Singh Dhillon, B. y Singh Gill, H. (marzo de 2022). "Efficacy of Journaling in the Management of Mental

Illness: A Systematic Review and Meta-Analysis". *Fam. Med. Community Health*, 10 (1): e001154.

Subekti I. (2018). "Current Diagnosis and Management of Graves' Disease". *Acta Med Indones - Indones J Intern Med*. Vol. 50, n.° 2.

Swarnakari, K. M.; Bai, M.; Manoharan, M. P.; Raja, R.; Jamil, A.; Csendes, D.; Gutlapalli, S. D.; Prakash, K.; Desai, D. M.; Desai, A., y Khan, S. (19 de noviembre de 2022). "The Effects of Proton Pump Inhibitors in Acid Hypersecretion-Induced Vitamin B12 Deficiency: A Systematic Review". *Cureus*, 14 (11): e31672.

Tecnologiaenfamilia. (1 de mayo de 2024). https://tecnologiaenfamilia.com/pantallas-ninos-tiempo-uso-exposicion-recomendado/.

Venditti, S.; Verdone, L.; Reale, A.; Vetriani, V.; Caserta, M. y Zampieri, M. (11 de agosto de 2020). "Molecules of Silence: Effects of Meditation on Gene Expression and Epigenetics". *Front. Psychol.*, 11: p. 1767.

Vera Cruz, G.; Bucourt, E.; Réveillère, C.; Martaillé, V.; Joncker-Vannier, I.; Goupille, P.; Mulleman, D. y Courtois, R. (2022). "Machine Learning Reveals the Most Important Psychological and Social Variables Predicting the Differential Diagnosis of Rheumatic and Musculoskeletal Diseases". *Rheumatol. Int.*, 42 (6): pp. 1053-62.

Vogler, S.; Salyer, R. E. y Giacobbi, P. R. (septiembre-diciembre 2023). "Yoga and Mental Well-being: A Qualitative Exploration of the Lived Experiences of Yoga Practitioners". *Int. J. Yoga*, 16 (3): pp. 192-201.

Wang, C.; Schmid, C.; Rones, R.; Kalish, R.; Yinh, J.; Goldenberg, D. L.; Lee, Y. y McAlindon, T. (19 de agosto de 2010). "A Randomized Trial of Tai Chi for Fibromyalgia". *N. Engl. J. Med.*, 363 (8): pp. 743-54.

Wasserman, A. (2018). "Rheumatoid Arthritis: Common Questions About Diagnosis and Management". *Am. Fam. Physician*, 97 (7): pp. 455-462.

Weinstein, D.; Launay, J.; Peare, E.; Dunbar, R. I. M. y Stewart, L. (2016). "Singing and Social Bonding: Changes in Connectivity and Pain Threshold as a Function of Group Size". *Evolution and Human Behavior*, vol. 37, issue 2, pp. 152-158.

Winslow, B. T.; Vandal, C. y Dang, L. (10 de febrero de 2023). "Fibromyalgia: Diagnosis and Management". *Am. Fam. Physician*, 107 (2): pp. 137-144.

Wipplinger, F.; Holthof, N.; Andereggen, L.; Urman, R. D.; Luedi, M. M. y Bello, C. (agosto de 2023). "Meditation as an Adjunct to the Management of Acute Pain". *Curr. Pain Headache Rep.*, 27 (8): pp. 209-216.

Wu, X.; Shen, Y. S. y Cui, S. (11 de enero de 2023). "Global Trends in Green Space and Senior Mental Health Studies: Bibliometric Review". *Int. J. Environ. Res. Public Health*, 20 (2): p. 1316.

Ye, Y. y Liu, A. (4 de octubre de 2023). "The Effectiveness of Tai Chi for Knee Osteoarthritis: An Overview of Systematic Reviews". *Int. J. Gen. Med.*, 16: pp. 4499-4514.

Yoon, Ji-Hae.; Park, N-H.; Kang, Y-E.; Ahn, Y-C.; Lee, E-J. y Son, C-G. (28 de julio de 2023). "The Demographic Features of Fatigue in the General Population Worldwide: A Systematic Review and Meta-Analysis". *Front. Public Health*, vol. 11: pp. 1192121.

Zarobe L, B. H. (noviembre de 2017). "The Role of Arts Activities in Developing Resilience and Mental Wellbeing in Children and Young People a Rapid Review of the Literature". *Perspect. Public Health*, 137 (6): pp. 337-347.

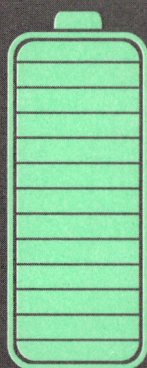